中国医学临床百家

任建林 /著

整合胃肠黏膜病变
任建林2016观点

HOLISTIC INTEGRATED GASTROINTESTINAL MUCOSA DISEASES

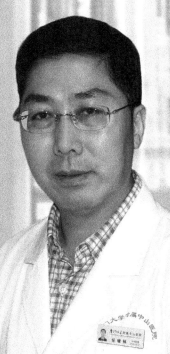

科学技术文献出版社
SCIENTIFIC AND TECHNICAL DOCUMENTATION PRESS
·北京·

图书在版编目（CIP）数据

整合胃肠黏膜病变任建林2016观点 / 任建林著. —北京：科学技术文献出版社，2016. 5

ISBN 978-7-5189-1271-1

Ⅰ.①整… Ⅱ.①任… Ⅲ.①胃黏膜疾病—诊疗　②肠黏膜—疾病—诊疗　Ⅳ.① R57

中国版本图书馆 CIP 数据核字（2016）第 081601 号

整合胃肠黏膜病变任建林2016观点

策划编辑：巨娟梅　责任编辑：巨娟梅　责任校对：赵　瑗　责任出版：张志平

出　版　者	科学技术文献出版社	
地　　　址	北京市复兴路15号　邮编　100038	
编　务　部	（010）58882938，58882087（传真）	
发　行　部	（010）58882868，58882874（传真）	
邮　购　部	（010）58882873	
官方网址	www.stdp.com.cn	
发　行　者	科学技术文献出版社发行　全国各地新华书店经销	
印　刷　者	虎彩印艺股份有限公司	
版　　　次	2016年5月第1版　2016年5月第1次印刷	
开　　　本	880×1230　1/32	
字　　　数	81千	
印　　　张	5.375　彩插4面	
书　　　号	ISBN 978-7-5189-1271-1	
定　　　价	78.00元	

版权所有　违法必究

购买本社图书，凡字迹不清、缺页、倒页、脱页者，本社发行部负责调换

出版者序
Foreword

　　中国的临床医学科研正在崛起，以北京天坛医院牵头的 CHANCE 研究成果改写美国脑血管病二级预防指南为标志，中国一批临床专家的科研成果正在走向世界。为记录、展现中国临床医学专家奋进的脚步，提高广大临床医师的诊疗水平，科学技术文献出版社出版了这套高端医学专著——《中国医学临床百家》丛书。"百家"，既指我国临床各学科的权威专家，也取百家争鸣之意。

　　目前，我国权威临床专家的科研成果多数首先发表在国外期刊上，之后才在国内期刊及会议中展现，在国内的传播速度大打折扣。如果出版专著，又为多人合著，专家个人的观点和成果精华被稀释。为缓解这种学术成果展现之痛，本丛书采取浓缩专家科研成果、成批集中展现的方式，以每年百余种的速度持续出版，每一本书展示一名权威专家对一种疾病的年度观点，重点阐述目前最新的研究成果及其临床经验，强调医学知识的权威性和时效性，以期细致、连续、全面地记录我国临床医学的发展成果。

与其他医学专著相比，本丛书具有出版周期短、持续性强、主题突出、内容精练、阅读体验佳等特点。在图书出版的同时，还通过万方数据库等互联网数字平台进入全国的医院，让各级临床医师和医学科研人员通过数据库检索到专家观点，并能迅速在临床实践中得以参考应用。

科学技术文献出版社隶属中华人民共和国科学技术部，正积极配合科技部临床科研转型战略，为国家临床医学研究基地的科研成果展现、人才培养提供支持，这是我们的使命。我们将充分利用各种有利条件和资源，打造好这套在互联网时代出版与传播的高端医学专著，为中国临床医学的创新并提高广大临床医师的诊疗水平而做出贡献。

我们将不辱使命！

《中国医学临床百家》为中国临床医学的进步而诞生，为中国临床专家的奋斗而鼓呼。

《中国医学临床百家》以为各级临床医师提供学习平台为己任，以书写中国医学科研崛起的历程为使命，以展现中国临床医学专家迈向世界的脚步而骄傲。

科学技术文献出版社

2016 年 春

作者简介
Author introduction

　　任建林，闽江学者特聘教授、医学博士、主任医师、博士生导师，消化病学研究海峡联合实验室主任，厦门大学附属中山消化病医院执行院长，厦门市微生态与消化系统疾病重点实验室主任，厦门大学消化疾病研究所常务副所长，厦门市消化疾病中心常务副主任。厦门市拔尖人才、厦门市首批医学学术与技术带头人。厦门大学临床学科教授委员会主任、福建省科技重大项目咨询专家、海峡两岸消化突出贡献奖获得者。

　　临床及学术研究方向：消化疑难病诊治、消化系肿瘤早期诊断和治疗以及胃肠微生态相关研究。

　　现任中华医学会消化病学分会常务委员兼秘书、中国医师协会消化医师分会常务委员、海峡两岸医药卫生交流协会常务理事兼消化专家委员会常务副主任委员、海峡两岸医药卫生交流协会战略发展工作委员会委员、两岸关系和平发展协同创新中心专家委员、中国胃病专业委员会常务副会长、中华消化内镜学会胃肠黏膜协作组副组长、福建省医学会消化病学分会副主任委员兼胃肠微生态学组组长、厦门市医学会消化病学分会主任委员、厦门市医师协会副会长，海峡两岸消化论坛暨世界华人消化高峰论坛执行主席、海西消化论坛暨整合医学高峰论坛主席、海峡两岸消化疑难病会诊基地主任、海峡两岸消化系肿瘤早期诊断与治疗基地主任。《CUGH》执行总编，《J Dig Dis》《Gastroenterology（Chinese）》《Gut（Chinese）》《中华消化杂志》《中华胰腺杂志》等编委。主编专著 8 部，SCI 收录论文 50 篇，承担国家重点基础研究发展计划（973 计划）、国家高技术研究发展计划（863 计划）分课题等各类国家基金 18 项，获科技进步奖 6 项，培养硕士、博士、博士后及海外研究生 60 名。

前言

Preface

　　胃肠道黏膜是人体最重要的防御屏障之一，具有消化、吸收、激素分泌和免疫调节等多种生理功能。由于胃肠道直接与外界相通，其黏膜对病原体、理化因素和应激等致病因子敏感，易出现缺血、缺氧损害等病理生理改变，是机体致病的主要途径之一。胃肠道黏膜病变涉及黏膜损伤-修复失衡、炎症与黏膜免疫失调、微生物及代谢产物异常等多个层面，与胃肠道炎症、肿瘤以及功能性疾病的发生发展密切相关。例如，肠黏膜持续低度炎症参与了部分肠易激综合征发病，炎症性肠病与肠道微生态-宿主易感基因-肠黏膜免疫三者应答失衡有关；胃黏膜持续幽门螺杆菌感染与

Correa 肠型胃癌密切相关。近年来随着肠道微生态研究兴起，肠-肝、肠-脑对话等概念已成为当下的热门话题，胃肠黏膜病变有望成为多器官、多系统和多学科整合研究的纽带。

整合医学是将医学各领域最先进的理论知识和临床各专科最有效的实践经验有机结合，并根据社会、环境、心理的现实，以人体全身状况为根本，进行调整、修整，使之成为更加适合人体健康和疾病诊疗的新的医学体系。胃肠黏膜病变研究模式从局部、简单向系统、整合方向转变，不仅为胃肠疾病，也为代谢、免疫和肿瘤等相关疾病的研究提供了契机。本书紧扣近年来消化系统基础与临床热点，从胃肠道微生态、免疫、分子影像学和内镜新技术等角度对发病机制和治疗进展进行凝练、总结，相信本书的出版将会为致力于胃肠黏膜病变基础研究和临床实践的消化医师和学者们提供非常有价值的参考。

本书的编写得到了厦门大学附属中山医院消化病医院多位同事的鼎力支持，在此一并表示感谢！整合是医学发展的必然趋势，以整合医学理论对胃肠黏膜疾病的诊疗进行阐述也是一种尝试。现代医学发展日新月异，书中观点和表述仅是本人在日常学习、研究和临床实践中的一些粗浅认识，难免有很大的局限性和不足之处，不妥之处恳请同行们批评指正！

任建林

目 录
Contents

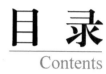

小肠黏膜病变与小肠恶性肿瘤 / 075

胃肠黏膜结构、功能的研究进展

1. 胃黏膜保护机制是一个立体、多层次、多因素参与的复杂网络体系

19 世纪人类就发现胃液中含有的酸性物质是盐酸及胃液中的胃蛋白酶，但如何解释胃黏膜长期暴露于高浓度胃酸中而不被其自身分泌的盐酸和蛋白酶所消化一直困扰着生理学家。直到 20 世纪 50 年代，胃黏膜生理与病理生理研究有了突破性的飞跃，胃黏膜保护机制才逐渐被人们所揭示。Code 及 Davenport 等发现胃黏膜对离子的通透性很低，正常情况下仅有极少量的 H^+ 由胃腔弥散入黏膜组织，据此提出了胃黏膜屏障（gastric mucosal barrier）的概

念。20 世纪 70 年代末，Robert 发现弱刺激，如低浓度乙醇所诱导产生的胃黏膜保护作用，能阻止随之而来的强刺激如高浓度乙醇所引起的急性损伤，提示了适应性细胞保护（adaptive cytoprotection）的概念，此后前列腺素在胃黏膜防护方面的作用日益受到重视。1996 年，Wallance 等结合既往研究阐述了胃黏膜的保护"五层次学说"：第一层次是胃黏膜上皮表面具有防御功能的物质，包括黏液、重碳酸盐、表面活性磷脂、免疫球蛋白（主要为 IgA）和抗菌物质（乳铁蛋白等）；第二层次是胃黏膜上皮层的屏障功能，包括上皮细胞紧密排列，细胞间紧密连接；第三层次是胃黏膜微循环；第四层次是黏膜免疫细胞；第五层次是黏膜损伤后的修复过程。这一学说已被广为接受，目前认为胃黏膜保护是多层次、多种因素介导的复杂网络体系，并接受全身和局部神经、体液调节。

（1）黏液-碳酸氢盐-磷脂屏障：黏液-碳酸氢盐-磷脂屏障由黏液凝胶、碳酸氢盐、胃黏膜表面活性磷脂组成，构成胃黏膜防护第一道防线。黏液由上皮细胞、贲门腺、幽门腺和黏液颈细胞共同分泌。胃黏膜上皮细胞层表层由一层很薄的（厚约 100μm）、连续的、不溶性黏液形成的不流动性凝胶覆盖，含有 95% 水分及 5% 黏蛋白（mucin）。黏蛋白为大分子糖蛋白，以多聚体形式存在，目前该家族已有 21 个成员结构被阐明。在胃肠道中，黏蛋白与三叶因子（trefoil factor family，TFFs）共分泌，后者被认为参与黏蛋白在胞内的装配及分泌囊泡形成，并与之结合加强黏液凝胶黏滞度，其中 TFF1 与 MU5AC 共分泌于上皮细胞，TFF2 与 MUC6 共分泌于颈黏液腺细胞，TFF3 与 MUC2 共分泌于肠道杯状细胞。黏蛋白分泌受胃肠激素分泌调控，包括促胃泌素、胰泌素、前列腺素 E_2（PGE_2）等。黏液凝胶表面包被疏水性活性磷脂，其作用在于抑制氢离子渗透，也可增强黏液凝胶黏滞度与通透性。黏膜上皮细胞分泌碳酸氢盐在黏液凝胶层形成 pH 梯度，消耗 HCO_3^- 以中和胃酸维持中性环境。实验已经证实，外侧膜 $Na-HCO_3^-$ 同向转用体是分泌 HCO_3^- 的主要机制。

（2）上皮细胞：不断更新的胃黏膜上皮细胞层构成第二道防护屏障。上皮细胞的保护作用取决于上皮细胞的生物学特征与上皮细胞间的"紧密连接"方式。首先，上皮细胞表面存在疏水性磷脂，其疏水性的变化可改变胃黏膜完整性。NSAIDs 通过坏死和凋亡的方式降低上皮表层的疏水性来诱导胃黏膜的损伤。表皮生长因子（EGF）通过刺激非极性磷脂的合成来增加胃上皮细胞疏水性，黏膜的损伤可以导致胃黏膜中 EGF 和 EGF 受体（EGFR）的表达，幽门螺杆菌（*H.pylori*，Hp）感染只诱导胃窦黏膜中 EGFR

的表达；然而，EGFR 表达的增加以及它的自分泌或旁分泌信号传导通路对于 Hp 感染患者的愈合起重要作用。其次，胃上皮细胞持续分泌黏液、碳酸氢盐，合成前列腺素（prostaglandins，PGs）、热休克蛋白（heat shock protein，HSP）、三叶因子、抗菌肽、β-防御素等保护因子。其中，PGE_2 与前列环素 2（PGI_2）通过减少胃酸分泌、促进黏液及碳酸氢盐分泌、增加黏膜血流、抑制白细胞与血小板黏附于血管内皮等多个层次保护胃黏膜；而 HSP 主要在应激中发挥保护作用，如 HSP47 作为特异性胶原分子伴侣在胃溃疡愈合中发挥作用，HSP70 以一种未知机制在溃疡愈合过程中发挥保护作用；抗菌肽、β-防御素等阳离子小分子蛋白防治细菌定植与生长，参与构成胃黏膜固有免疫。

即使胃黏膜上皮损伤的面积很广泛，也可在短时间内被上皮重新覆盖而恢复上皮层的连续性。这种快速修复过程称为整复（restitution）或重建（reconstitution）。在上皮受损、腔内 pH 较低的情况下，细胞碎片、黏液、纤维素组成的覆盖于损伤部位的"黏液帽（mucus cap）"保护基底膜而作为整复上皮迁移的支撑，并提供上皮整复所需的微环境。

此外，持续黏膜上皮更新维持黏膜完整性，通过精确调控黏膜上皮祖细胞持续更新以替代损坏或衰老的细胞。胃

黏膜上皮细胞更换 1 次仅需要 3 ~ 7 天，而腺体细胞更新 1
次则需要 1 个月。在胃底胃体腺，一个上皮细胞干细胞可分
化成一定数量的祖细胞，后者继续分化成为成熟上皮细胞。
干细胞 / 祖细胞巢由分化成熟的上皮细胞及周围间充质细胞
组成。后者分泌各种生长因子促进上皮细胞分化。

（3）胃黏膜微循环：胃黏膜血流量（gastric mucosal
blood flow，GMBF）是黏膜防御的重要机制，可为黏膜
细胞提供氧、营养物质及胃肠肽类激素等以维护其正常功
能，包括黏液、黏蛋白及碳酸氢盐的分泌，细胞更新、增
殖及修复；还可以及时有效地清除细胞代谢产物和反向弥
散至黏膜内的 H^+，以维持局部微环境的相对稳定。GMBF
受中枢神经系统、肠神经系统、上皮细胞自分泌和旁分泌
以及局部代谢产物的调节。"充血反应"是胃黏膜血管发
挥上述保护作用的主要机制，它主要由辣椒素敏感感觉神
经 /NO/PGs 通路介导。研究表明，众多脑肠肽和神经递质
在外周和中枢通过此通路发挥胃黏膜保护作用，其中最重
要的是降钙素基因相关肽（calcitonin gene-related peptide，
CGRP）、前列腺素、一氧化氮（NO）。有文献认为胃黏膜
pH/GMBF 比值是评价胃黏膜损伤的敏感指标。

（4）感觉神经调节作用：胃黏膜下层富含内脏传入神
经末梢，这些神经分布于血管周围。感觉神经活动虽然不

能改善表层组织损伤，但能保护胃黏膜避免深层损伤。支配胃黏膜的外来感觉神经主要是胃脊髓传入神经和胃迷走神经。胃肠道脊髓传入神经和迷走神经构成脑肠轴的传入轴，是脑肠信息交流的重要途径，它们的神经末梢上分布有大量的伤害、化学、机械等感受器，组成了胃肠道复杂的监测网络体系，并对胃肠道内环境改变做出反应。如感觉神经末梢感受酸渗透后，释放大量 CGRP 和 P 物质，通过 NO 或 PGI_2 介导舒张血管作用增强黏膜防御。此外，胃泌素 17（gastrin17）、胆囊收缩素（CCK）、促甲状腺释放激素、铃蟾肽（蛙皮素，bombesin）、瘦素（leptin）、胃动素（motilin）以及褪黑素（melatonin）等脑肠肽亦通过感觉传入神经通路和迷走神经通路介导参与了 GMBF 调节、黏液-酸氢盐屏障的维护、胃黏膜适应性细胞保护、胃黏膜细胞的修复等过程。

2. 胃黏膜损伤是防御因素与侵袭因素失衡的结果，"细胞保护"概念对胃黏膜损伤的防治仍有指导意义

生理状态下胃黏膜完整性依赖于保护因素与侵袭因素动态平衡。当内源性侵袭因素（胃酸、胃蛋白酶、反流胆汁等）或外源性侵袭因素（酒精、非甾体类药物、精神压

力等）加强或防御修复因素减弱均引起胃黏膜损伤。常见的胃黏膜损伤模式有以下几种。

（1）活性氧自由基（reactive oxygen species，ROS）介导的胃黏膜损伤。氧自由基是急性胃黏膜损伤的重要致病因子。在缺血再灌注动物模型中，胃黏膜损伤主要由氧自由基造成。仅有缺血而无再灌注时，因无大量氧供应，只能造成轻微的胃黏膜损伤，此乃缺血时 H^+ 反流所致。当再灌注供氧时，才大量产生氧自由基，使黏膜上皮进一步受损，溃疡形成。若给予超氧化物歧化酶（SOD）和过氧化氢酶预处理，可以减轻缺血-再灌注引起的黏膜损伤。其损伤机制可能是：①氧自由基与生物膜内多价不饱和脂肪酸结合，形成脂质过氧化物及其降解产物，造成生物膜多价不饱和脂肪酸与蛋白质比例失调，使膜的流动性降低，通透性增高，导致细胞内钙超载，破坏溶酶体膜和线粒体，最终导致细胞凋亡。②氧自由基作用于含巯基的氨基酸使蛋白质变性和酶失活，辅酶活性下降，细胞能量代谢受到影响。③激活的中性粒细胞发生"呼吸爆发"生成活性氧可成为第二信使经丝裂原激活蛋白激酶（MAPKs）途径激活下游核转录因子 NF-κB、AP1，上调促炎因子 TNF-α 和 IL-1β 表达，造成组织损害。④超氧自由基还可以灭活血管通透性调节蛋白，促进炎症渗出和水肿。

（2）非甾体类抗炎药（nonsteroidal anti-inflammatory drugs，NSAIDs）介导胃黏膜损伤。NSAIDs 黏膜损伤机制主要有两方面：对黏膜上皮细胞的局部刺激作用和通过抑制环氧合酶 1（COX-1）、COX-2 减少前列腺素合成。局部刺激性是酸性 NSAIDs 特性，其中以阿司匹林最具代表性。阿司匹林具有亲酯性，使其易于通过细胞膜，以离子化状态在细胞质堆积，引发"离子障"效应（iontrapping）升高胞内渗透压，产生直接细胞毒作用。此外，局部刺激 NSAIDs 可降低胃内黏液凝胶层的疏水性，破坏胃黏膜屏障，增加胃酸，诱发损伤。

COX-1 与 COX-2 是前列腺素合成关键酶，COX-1 在人体大多数组织组成性表达，而 COX-2 依赖炎症因子诱导性表达。传统观点认为，COX-1 介导前列腺素合成在胃黏膜保护中占主导地位，选择性 COX-2 抑制剂既能发挥抗炎镇痛作用，又不会影响前列腺素合成引发黏膜损害。但目前研究发现，抑制 COX-1 可以代偿上调 COX-2 表达，补救性促进前列腺素合成。在动物胃黏膜损伤模型中，抑制 COX-1 以胃黏膜血流减少为主要表现，而抑制 COX-2 则引发白细胞在血管内皮黏附，以微血管通透性增高为主要表现。以上研究表明，COX-1 和 COX-2 介导前列腺素合成在胃黏膜保护方面均具有重要意义。

此外，Chiou 等报道 NSAID 可以下调抗凋亡蛋白 Survivin 表达促进上皮细胞凋亡，并发现自噬标志性蛋白 LC3b 上调表达及细胞内囊泡融合，提示 NSAID 可能诱导上皮细胞自噬，具体机制尚待进一步研究。

（3）幽门螺杆菌介导胃黏膜损害：Hp 感染呈全世界分布，分布广泛，感染率高，不仅是慢性胃炎的主要病因，而且与消化性溃疡关系密切，世界卫生组织将其列为 I 类致癌因子，是胃癌的共同病因之一。幽门螺杆菌感染后对胃黏膜的损伤机制一直广受关注，主要包括 Hp 定植、Hp 毒力因子（CagA 及其致病岛、Vac A 等）、感染后胃泌素和生长抑素调节失衡所致的胃酸分泌异常等。近年来，Hp 与感染疾病相关的宿主基因多态性成为该领域主要热点之一，主要进展有：

IL-1B 基因编码产生 IL-1β，IL-1β 存在多态性，其位点 511 处有 CC、CT、TT 三种亚型，Hp 感染时 TT 型胃窦和胃体黏膜中产生的 IL-1β 最多。IL-1β 具有多种功能，包括促进炎症、抑制胃酸分泌和促进细胞增殖。TT 型者胃体的炎症比其他亚型严重，胃液 pH 最高（低胃酸），因此 TT 型 Hp 感染后发生胃癌的危险性增加。

Toll 样受体基因（Toll-like receptors，TLRs）是存在于生物体内的一类非常重要的模式识别受体（pattern recognition receptors，PRRs），在机体天然免疫中发挥重要作用。TLRs 基因多态性可影响机体的天然免疫和获得性免疫应答，进而影响机体对感染的易感性和疾病结局。近期研究表明，Hp 可通过 TLR2 介导的信号引起免疫耐受和抑制 Th1 免疫，以逃避宿主防御。TLR4 可介导 Hp 的 LPS 激活 NF-κB，在机体抗感染免疫应答中发挥启动和调节作用。Achyut 等研究发现 TLR4 Thr399Ileu 位点多态性是 Hp 相关胃炎和胃癌前病变的危险因素，399Ileu 等位基因频率和 Asp299-Ileu399 单倍型频率与胃炎风险相关，399Ileu 等位基因携带者胃黏膜浆细胞浸润、萎缩和肠上皮化生风险增高。

"适应性细胞保护"是胃黏膜防护机制的经典学说。该概念由 Robert 在 1979 年首次提出，Robert 发现前列腺素可阻止非甾体抗炎药引起的胃肠黏膜损伤，在摄入低浓度不足以引起胃黏膜损伤的刺激性物质（温和刺激物）后，消化道黏膜可以耐受较高浓度同类物质或其他刺激性物质的损伤，即弱刺激可增强胃黏膜自身保护作用。随着研究深入，胃黏膜细胞保护内涵不断扩大，黏膜屏障、黏膜微循环、上皮的再生以及 PGs、NO、TGF-α 等细胞因子均参与此过程。胃黏膜"细胞保护"衍化为胃黏膜上皮对有害刺激复杂、有序的应答。

近 20 余年，针对胃黏膜侵袭性因素的研究（抑酸剂-H_2 受体抑制剂、质子泵抑制剂及 COX-2 抑制剂的应用、根除 Hp 方案的进步）备受重视并且取得了卓有成就的效果，空前改善了上消化道炎症性疾病的预后，但长期使用 PPI 引起的不良反应也越来越受到关注。胃黏膜细胞保护强调动态过程，包括了胃黏膜血流量及各种细胞因子的保护作用，加深对胃黏膜细胞保护机制的研究对胃黏膜损伤的临床治疗和药物开发均具有引导作用。

3. 胃黏膜血流的增龄变化是胃黏膜防御-修复机制老化的主要原因

随着人口老龄化的形势日益严峻，消化道疾病发病率出现年龄分布"趋老化"特点。黏膜损害是防御因素与侵袭因素失衡的结果，增龄后器官和组织会伴有相应的结构退化、功能减退、自稳机制的下降。胃肠道也不例外，年龄的增长对胃黏膜保护机制的影响成为研究热点之一。目前认为，胃黏膜血流（GMBF）的结构和调节因素均随增龄有退化现象，导致 GMBF 随增龄降低，是胃黏膜防御-修复机制老化的主要原因。

（1）GMBF 下降的结构因素：包括血管结构改变、动脉胶原蛋白减少、弹性蛋白断裂及含量下降、钙沉积、血管钙化、内膜增厚、血管硬度增加等，导致 GMBF 降低。已有报道证实，老年人贲门、胃体、胃窦、胃角血流均显著低于中青年人，可能与随增龄胃黏膜小血管扭曲、血管壁增厚、血管腔狭窄有关。

（2）GMBF 下降的神经、体液调节因素：机体有多种生物活性因子参与胃黏膜血流的调节，其中最重要的是前列腺素 PGs、NO 及 CGRP。研究已证实，老年人胃黏膜前列腺素含量下降，环氧合酶（COX）是 PGs 合成的关键限速酶，在老年大鼠体内 COX-1mRNA 表达降低而 COX-2mRNA 表达不变，提示老年人胃黏膜 PGs 含量减少可能与 COX 表达减少或活性降低有关。NO 是内皮细胞以 L- 精氨酸为底物，在还原性辅酶 Ⅱ 辅助下，由一氧化氮合酶（nitric oxide synthase，NOS）催化生成，通过舒张血管平滑肌扩张血管起到增加黏膜血流的作用。动物实验表明，在 24 月龄的大鼠胃黏膜 NO 含量明显降低，这可能与老龄化降低 NOS 的活性，减少 NOS 的合成有关。Lchikawa 等发现老龄大鼠胃黏膜中合成 CGRP 的神经纤维密度降低，Grobech 等亦指出老化的胃黏膜防御功能降低、损伤后修复延迟与黏膜下血管周围的神经纤维分泌的 CGRP 减少有关。

新近研究阐明，GMBF 降低引起胃黏膜损伤的分子机制。高龄胃黏膜血流降低组织缺氧一方面加重 ROS 介导的胃黏膜损伤，另一方面可激活早期生长反应基因 1（early growth response gene 1, EGR1）转录，活化 EGR1 上调PTEN 表达，继之出现 Caspase-3、Caspase-9 介导的细胞凋亡，EGR1 同时减少抗凋亡基因 *Survivin* 表达，最终导致胃黏膜上皮凋亡。

总之，GMBF 的结构和调节因素均随增龄有退化现象，导致 GMBF 随增龄降低；而且老年人常用的 NSAIDs 和收缩血管药物亦使 GMBF 降低，这可能是老年人尤其是老年患者易患 GMBF 降低相关的急慢性胃黏膜病变、应激性溃疡和 NSAIDs 溃疡等疾病的原因所在。深入研究 GMBF 的结构及其调节因素的老化机制，寻找可能的干预环节或靶点，对防治老年人胃黏膜病变具有重要意义。

4. 肠黏膜生物屏障与机械、免疫屏障的协同作用，维护肠道内环境的稳定

不同于上消化道少菌环境，肠道负荷大量栖生或共生微生物。肠黏膜既要提供"屏障"与众多微生物共存而不引发慢性炎症，又要维持适度炎症反应抵御病原微生物入侵，肠功能稳态依赖肠黏膜屏障功能。2004 年，Cummings 系统性阐述了肠黏膜屏障，将其划分为机械、化学、免疫和

生物四部分：结构和功能完整的肠黏膜上皮、细胞间的紧密连接及黏膜基质成分构成机械屏障；肠黏膜上皮细胞分泌的黏液、抗菌肽及细胞因子为化学屏障；肠黏膜上皮细胞分泌的分泌型免疫球蛋白 A（secretory immunoglobulin，sIgA）、IgM 等抗体及黏膜下淋巴组织组成免疫屏障；肠道内正常共生菌对致病菌的定植抵抗作用及其菌间聚集构成了生物屏障。

近年来，随着肠道微生态研究兴起，肠道生物屏障越来越受到重视，其本质是以肠道益生菌及代谢产物主导形成的微生态平衡系统，与肠道机械屏障、免疫系统共同抵御病原体的入侵，对于维持肠道正常功能、预防疾病有重要作用。

（1）肠黏膜生物屏障与机械屏障的协同作用。通过调节紧密连接相关蛋白加强肠黏膜机械屏障。肠黏膜上皮细胞间通过紧密连接（tight junctions，TJ）调控肠道水、电解质、小分子物质吸收。紧密连接复合体结构现已阐明，由闭合蛋白 Occludin、Claudin 及 Tricellulin 与细胞内支架蛋白 ZO-1 或 ZO-2 相连，再与胞内微丝骨架相连而成。多种益生菌可作用于紧密连接复合体。益生菌 E.coli Nissle 1917（EcN）通过上调 ZO-2 表达及重新分布增加肠黏膜屏障功能；婴儿双歧杆菌 Y1（bifidobacterium infantis Y1）可上调 ZO-1、Occludin 表达，下调 Claudin-2 提高肠上皮跨膜电阻抗；植物乳杆菌 MB452（lactobacillus plantarum MB452）直接诱导 Occludin 蛋白表达，降低肠黏膜通透性。

促进肠上皮黏液层新陈代谢。肠道黏液层除屏障作用外，其外层黏蛋白低聚糖链可为细菌定植提供结合位点。部分益生菌如 A. muciniphila 降解黏蛋白作为能源来源，间接促进黏蛋白分泌，维持肠道黏液层动态平衡。在无菌小鼠肠道中，可见增厚黏液层下肠黏膜肿胀，这一现象被认为与黏液分泌及降解失衡有关，正常菌群可促进黏液层新陈代谢，加强肠黏膜防御功能。

维持肠黏膜上皮细胞完整性。肠上皮细胞起源于腺窝基底部干细胞，通过不断分化、移行至绒毛顶端，挤压衰老或受损细胞使其脱落，完成肠黏膜上皮更新，这个细胞"移行–挤压–脱落"过程对维持肠上皮完整性具有重要意义。研究显示牵张敏感性通道蛋白 Piezo、鞘氨醇激酶 1（sphingosine 1 kinase）及 Rho 激酶参与其中。促炎性细胞因子如 TNF-α 等放大这一过程，引发肠道炎症，而正常肠道菌群及其代谢产物通过多种途径限制炎症反应，保证黏膜上皮细胞动态平衡。

（2）肠黏膜生物屏障与免疫屏障的协同作用：肠道微生态促进肠道免疫的建立、发育及成熟。研究发现，新生小牛在肠道抗原作用下黏膜免疫系统发生快速改变，而同期其他各个系统已经全面成熟，肠道菌群在哺乳动物新生期也发生着快速的变化。已有假说提出生命早期与微生物接触减少会增加免疫相关疾病的易感性及免疫系统发育异常。Olszak 等研究证实，结肠固有层中的 NK 细胞增加会导致小鼠结肠炎发病率明显增加，而增加幼鼠肠道定植菌可以有效地减少这种情况发生。有研究发现，无菌小鼠存在潘氏结较小、上皮内淋巴细胞较少、抗菌肽和 sIgA 分泌减少等免疫缺陷，在给予无菌小鼠与健康小鼠同样的共生菌后，上述的很多缺陷都得到了纠正。Duan 等发现，定植菌可以通过刺激表达 IL-1 受体和产生 IL-17 的 T 细胞亚型的扩增而使免疫系统趋于成熟，进而保护宿主免遭感染，维持肠道内稳态。

激活免疫细胞。肠道免疫的效应部位主要包括肠上皮内淋巴细胞和固有层淋巴细胞。人类 90% 以上的肠上皮内淋巴细胞为 $CD3^+T$ 细胞，不到 6% 为 $sIgA^+B$ 细胞以及少量的 NK 细胞；固有层淋巴细胞弥散地分布于肠黏膜的固有层内，主要为 $CD4^+$ 细胞和 $sIgA^+B$ 细胞。

T 细胞主要发挥免疫调节作用，它可以分泌 IL-10、转化生长因子 β（TGFβ）等下调免疫反应的细胞因子，也可影响 B 细胞分泌 sIgA 的功能。肠道 T 细胞主要有促炎

Th1、Th2、Th17 及抗炎 FOXP3+ Treg 细胞。无菌小鼠肠道 CD4+T 和 CD8+T 细胞的数量明显减少,表明肠道微生物在 T 细胞的发育方面发挥重要的作用。研究显示,特定的细菌种属与特定 T 细胞发育相关联,如脆弱拟杆菌可以刺激全身 Th1 细胞的发育,肠内分节丝状菌可以有效诱导固有层 Th17 细胞的发育,梭状芽孢杆菌尤其是Ⅳ型和XⅠ Va 型显示有能力促进结肠 Treg 细胞的反应。

B 细胞主要通过分泌 sIgA 发挥免疫效应。研究发现微生物对 sIgA 的生成也有调节作用,如微生物可以通过影响肠上皮细胞产生 B 细胞激活因子的途径而调节 sIgA 的生成。Thurnheer 等的研究显示,某些分节丝状菌通过诱导肠上皮细胞产生 TGFβ,进而调节 B-2 浆细胞产生 sIgA 的过程。

NK 细胞是固有免疫细胞的一种,共生菌对 NK 细胞有间接的调节功能。无菌小鼠 NK 细胞的数量虽然正常,但是在抵御病原体时仍表现出明显的功能缺陷。NK 细胞的激活需要 IFN 的介入,研究发现共生菌缺乏可引起由树突细胞产生的 IFN-1 的缺陷,进而导致 NK 细胞的激活障碍。

免疫调节作用。关于微生物宏基因的研究表明,肠道微生物可以控制促炎反应,也可以抑制依赖 IL-10 的抗炎反应。研究较多的具有提供抗炎信号功能的共生菌是分节丝状菌属和脆弱拟杆菌属。分节丝状菌可诱导产生 Th17。脆弱拟杆菌的多聚糖 A 是一种两性分子，它可以与组织相容性复合体 II 结合；也有报道称该菌可以刺激 TLR2 诱导产生 Treg，减轻对宿主共生菌的炎症反应，以此促进共生菌的定植。

参考文献

1. Bischoff SC，Barbara G，Buurman W，et al.Intestinal permeability--a new target for disease prevention and therapy.BMC Gastroenterol，2014，14：189.

2. Hunt RH，Camilleri M，Crowe SE，et al.The stomach in health and disease.Gut，2015，64（10）：1650-1668.

3. Kao JY，Zhang M，Miller MJ，et al.Helicobacter pylori immune escape is mediated by dendritic cell-induced Treg skewing and Th17 suppression in mice.Gastroenterology，2010，138（3）：1046-1054.

4. Kemmerly T，Kaunitz JD.Gastroduodenal mucosal defense.Curr Opin Gastroenterol，2014，30（6）：583-588.

5. Malfertheiner P，Link A，Selgrad M.Helicobacter pylori：perspectives and time trends.Nat Rev Gastroenterol Hepatol，2014，11（10）：628-638.

6. Marchesi JR，Adams DH，Fava F，et al.The gut microbiota and host health：a new clinical frontier.Gut，2016，65（2）：330-339.

7. Mayerle J, den Hoed CM, Schurmann C, et al.Identification of genetic loci associated with Helicobacter pylori serologic status.JAMA, 2013, 309 (18): 1912-1920.

8. Prorok-Hamon M, Friswell MK, Alswied A, et al.Colonic mucosa-associated diffusely adherent afaC+ Escherichia coli expressing lpfA and pks are increased in inflammatory bowel disease and colon cancer.Gut, 2014, 63 (5): 761-770.

9. Ravishankar Ram M, Goh KL, Leow AH, et al.Polymorphisms at Locus 4p14 of Toll-Like Receptors TLR-1 and TLR-10 Confer Susceptibility to Gastric Carcinoma in Helicobacter pylori Infection.PLoS One, 2015, 10 (11): e0141865.

10. Said H, Kaji I, Kaunitz JD.Gastroduodenal mucosal defense mechanisms.Curr Opin Gastroenterol, 2015, 31 (6): 486-491.

11. Szabo S." Gastric cytoprotection " is still relevant.J Gastroenterol Hepatol, 2014, Suppl 4 : 124-132.

12. Tarnawski AS, Ahluwalia A, Jones MK.Increased susceptibility of aging gastric mucosa to injury : the mechanisms and clinical implications. World J Gastroenterol, 2014, 20 (16): 4467-4482.

（杨晓宁　许鸿志　整理）

胃黏膜病变与胃微生态研究现状及展望

5. 胃不是一个无菌器官，胃内存在许多已发现和未被发现的微生物

胃能够分泌大量的酸，使其腔内形成一个特殊的酸性环境。既往认为，胃内低 pH（<2）环境不利于微生物生存，胃酸起到了杀灭微生物的作用，故胃是一个"相对无菌"的器官。30 多年以前，人们很少将胃黏膜疾病与微生态联系起来。直到 1983 年澳大利亚学者 Robin Warren 和 Barry Marshall 发现螺旋状细菌（目前已称为幽门螺杆菌，*H.pylori*，Hp）与慢性获得性胃炎相关，并在随后的研究

中证实 Hp 也与胃溃疡、十二指肠溃疡等疾病有密切关系，微生物在胃黏膜病变中的作用才逐渐引起学者的关注和研究。迄今为止，成千上万的报道证实 Hp 是胃炎、胃溃疡、胃癌的关键危险因素，根除 Hp 感染能够预防上述相关胃黏膜病变。Robin Warren 和 Barry Marshall 也因为发现 Hp 获得了 2005 年诺贝尔生理学或医学奖，足可见微生物在胃黏膜病变中的重要地位。

Hp 是目前所知道的人类感染率最高的细菌之一。相关研究表明，将近一半的世界人口感染 Hp，其中大部分感染者表现为无症状的胃炎，极少数患者出现消化道溃疡，甚至是胃腺癌。在中国，Hp 的感染率为 41.35% ～ 72.30%，并且存在明显的地区差异。部分研究显示，Hp 感染率呈现下降趋势，这可能与卫生条件的改善及抗生素广泛使用相关。然而，一个严峻的问题也随之出现——Hp 耐药。在我国，Hp 对克拉霉素、甲硝唑、左氧氟沙星等抗生素的耐药率逐年升高，可分别达 65.4%、78.8% 和 32.5%，传统的三联疗法在许多地区对 Hp 的根除率已经 < 80%。

Hp 的发现可以说是医学领域的重大进展之一，但是随着培养、分类技术以及近几年兴起的非培养依赖的高通量测序技术的发展，越来越多的胃内微生物被发现和鉴定。现有的证据表明 Hp 并不是胃内唯一的微生物，许多非 Hp 微生物与 Hp 共同存在于胃内，相互作用，共同影响胃黏膜疾病的发生与发展。人类胃微生态（human gastric microbiota）的概念也被提出并不断完善，它属于人类肠道微生态（human gut microbiota）的一部分，是建立在高通量测序基础上的新概念，包含 Hp 与非 Hp 微生物。由于胃的特殊环境，胃内微生态的数量为 $10^2 \sim 10^4$ CFU/ml，远远少于大肠的微生态数量（$10^{10} \sim 10^{12}$ CFU/ml）。但是随着测序技术的进展，越来越多的胃微生态逐渐被发现，目前已有超过 300 多种细菌被发现。由于微生态的影响因素较多，包括饮食、药物、疾病、个体差异等，胃微生态相关研究的结果存在部分差异。在健康状态下，门水平相对丰度较多的胃微生态主要包括变形菌门（Proteobacteria）、厚壁菌门（Firmicutes）、拟杆菌门（Bacteroidetes）、放线菌门（Actinobacteria）和梭杆菌门（Fusobacteria）等，属水平主要有链球菌属（Streptococcus）、普雷沃菌属（Prevotella）、罗氏菌属（Rothia）、梭杆菌属（Fusobacterium）和韦荣球菌属（Veillonella）等。在不同疾病状态下，胃微生态的构成及各种微生物的相对丰度也存在显著差异，可能与疾病相关，如链球菌属也与消化道溃疡有一定的关系。

Hp 的发现推动了胃黏膜疾病与胃微生态关系的研究，并且随着科学技术的发展逐渐扩展至非 Hp 微生态。Hp 不再是引起胃黏膜相关疾病的唯一细菌，非 Hp 微生态也与许多胃黏膜疾病有密切关系，并与 Hp 一起构成了胃微生态。

6. 胃黏膜病变与胃微生态密切相关

Hp 的发现开启了胃黏膜病变研究的新模式，其在胃炎、胃溃疡、胃癌、胃黏膜相关淋巴组织淋巴瘤等疾病中的作用也逐渐被揭示和阐明。Hp 感染是目前已知的胃癌最强的影响因素，80% 胃部肿瘤可归因于 Hp 感染。大约90% 的胃癌属于腺癌，较为常见的肠型腺癌具备组织学上从 Hp 相关的炎性细胞浸润进展至萎缩性胃炎、肠化、异型增生最终至胃癌的过程。Hp 与胃黏膜疾病的关系也成为研究宿主细胞、微生物、微环境关系的典范。但也只有1% ～ 2% 的人感染 Hp 后最终发展成了胃癌。胃内非 Hp菌群在疾病发生发展过程中的作用引起越来越广泛的关注。

萎缩性胃炎时胃酸分泌减少，可能有利于更多微生物在胃内的定植，而微生物的增多可能进一步增加萎缩程度，进而导致胃黏膜相关疾病。然而，目前关于萎缩性胃炎时胃微生态情况的数据很少，部分结果显示萎缩性胃炎时主要菌属由普雷沃菌属变成链球菌属，而且微生态的丰度与血清胃蛋白酶原 I/II 比例正相关。胃癌与胃微生态的研究则较多，16S rRNA 基因测序结果显示胃癌时胃黏膜微生态乳杆菌属、链球菌属、普雷沃菌属和韦荣菌属的丰度较高。胃内有新生物病变时微生态的多样性显著低于非萎缩性胃炎，但是也有研究的结果与此相反，胃癌时胃微生物多样性增加。相同的是，肠化生和新生物时微生态较相近，但两者均与非萎缩性胃炎显著不同。目前，关于胃微生态在胃黏膜病变中的具体作用机制尚未明确，可能包括诱发炎症、促进细胞增殖、对干细胞的异常调节和微生物代谢产物的影响。

7. 幽门螺杆菌与胃内非幽门螺杆菌微生态相互影响

Hp 能够通过破坏稳定的胃内微生态而影响非 Hp 微生物。研究发现 Hp 阳性人群胃内微生态以变形菌门、厚壁菌门和放线菌门为主，而 Hp 阴性人群则以厚壁菌门、拟杆菌门和放线菌门为主。越来越多的证据也表明胃内非 Hp 微生态对 Hp 有影响，对其所引起的胃黏膜疾病有协同或对抗作用，具体的机制可能包括：改变宿主对 Hp 的免疫效果；改变宿主的生理功能，使其不利或有利于 Hp 的生存。动物实验证实 Hp 阴性的胃微生态对 Hp 有抑制作用，特别是归属于乳酸杆菌属的 3 个种（罗伊乳杆菌、约氏乳杆菌和嗜酸乳杆菌)。而缺少其他微生物的协同作用，Hp 引起的胃黏膜炎症程度也明显减轻。最新的观点认为预防胃癌，根除 Hp 应该在发生胃黏膜萎缩之前，因为萎缩一旦形成，在非 Hp 微生物的作用下病程一样会逐渐进展。所以，不能把研究局限在 Hp 与胃黏膜疾病，胃内非 Hp 同样十分重要。

8. 重构胃微生态对胃黏膜疾病有治疗效果

Hp 是胃黏膜病变(包括胃炎、肠上皮化生糜烂、溃疡和胃癌)的重要病因，根除 Hp 是治疗或预防这些疾病的重要环节。然而，传统的抑酸药联合抗生素治疗方案正面临耐药和根除率下降的难题。随着胃非 Hp 微生态与胃疾病的关系逐渐被重视也被研究，治疗胃黏膜疾病方面也有了新的方法。通过外源性摄入微生物被认为可能通过改变胃微生态而进一步影响疾病。泰国的一项前瞻性研究表明，Hp 感染性胃炎患者在服用常规抗 Hp 三联药物的基础上增加益生菌(乳双歧杆菌、嗜酸乳杆菌和副干酪乳杆菌)，Hp 根除率可高达 100%，同时还可减少药物的不良反应。这可能与非 Hp 胃微生态通过改变胃内酸度、微生物屏障有关。另一项研究也证实，加用益生菌能提高 Hp 根除率(87.5% $vs.$ 81.2%，$P>0.05$)并显著减少不良反应

（$P<0.05$）。在治疗胃溃疡方面，益生菌能通过促进血管内皮生长因子（vascular endothelial growth factor，VEGF）的表达进而显著增强实验老鼠的溃疡愈合能力。益生菌同样可以通过抑制 Hp 在胃黏膜的定植而促进溃疡的愈合，并且与其分泌的具有抗菌作用的代谢产物有关。这些研究展现了通过重新构建稳定的胃微生态治疗胃黏膜疾病的光明前景。

9. 目前胃微生态研究存在的问题与展望

关于胃微生态的研究仍很少，其与疾病以及 Hp、非 Hp 微生物之间的关系仍不清楚。目前各研究的样本量、对象人群、方法和 Hp 感染病程等差异较大，结果也尚未一致，大多局限于微生态变化与疾病关系的描述阶段，具体机制仍未阐述。需要更多的研究来揭示非 Hp 微生物对胃黏膜疾病的作用及其对 Hp 的影响，或许同 Hp 一样重要的微生物将被发现。胃微生态与人体、环境相互作用，保持在一个平衡状态，共同维持人体内环境稳态。当这个平衡被打破时，胃黏膜就可能产生疾病，而通过重新构建稳定的胃微生态可能成为治疗胃黏膜疾病的新方向。

参考文献

1. Sun QJ，Liang X，Zheng Q，et al.Resistance of Helicobacter pylori to antibiotics from 2000 to 2009 in Shanghai.World J Gastroenterol，2010，16（40）：5118-5121.

2. Graham DY，Fischbach L.Helicobacter pylori treatment in the era of increasing antibiotic resistance.Gut，2010，59（8）：1143-1153.

3. Gao W，Cheng H，Hu F，et al.The evolution of Helicobacter pylori antibiotics resistance over 10 years in Beijing，China.Helicobacter，2010，15（5）：460-466.

4. Ianiro G，Molina-Infante J，Gasbarrini A.Gastric Microbiota. Helicobacter，2015，Suppl 1：68-71.

5. Delgado S，Cabrera-Rubio R，Mira A，et al.Microbiological survey of the human gastric ecosystem using culturing and pyrosequencing methods. Microb Ecol，2013，65（3）：763-772.

6. Engstrand L，Lindberg M.Helicobacter pylori and the gastric microbiota.Best Pract Res Clin Gastroenterol，2013，27（1）：39-45.

7. Khosravi Y，Dieye Y，Poh BH，et al.Culturable bacterial microbiota of the stomach of Helicobacter pylori positive and negative gastric disease patients.Scientific World Journal，2014，2014：610421.

8. Yu G，Gail MH，Shi J，et al.Association between upper digestive tract microbiota and cancer-predisposing states in the esophagus and stomach. Cancer Epidemiol Biomarkers Prev，2014，23（5）：735-741.

9. Eun CS，Kim BK，Han DS，et al.Differences in gastric mucosal microbiota profiling in patients with chronic gastritis，intestinal metaplasia，

and gastric cancer using pyrosequencing methods.Helicobacter,2014,19(6):407-416.

10. Aviles-Jimenez F, Vazquez-Jimenez F, Medrano-Guzman R, et al.Stomach microbiota composition varies between patients with non-atrophic gastritis and patients with intestinal type of gastric cancer.Sci Rep, 2014, 4:4202.

11. Abreu MT, Peek RM Jr.Gastrointestinal malignancy and the microbiome.Gastroenterology, 2014, 146 (6):1534-1546.

12. Martin ME, Solnick JV.The gastric microbial community, Helicobacter pylori colonization, and disease.Gut Microbes, 2014, 5 (3):345-350.

13. Zaman C, Osaki T, Hanawa T, et al.Analysis of the microbial ecology between Helicobacter pylori and the gastric microbiota of Mongolian gerbils.J Med Microbiol, 2014, 63 (Pt 1):129-137.

14. Srinarong C, Siramolpiwat S, Wongcha-um A, et al.Improved eradication rate of standard triple therapy by adding bismuth and probiotic supplement for Helicobacter pylori treatment in Thailand.Asian Pac J Cancer Prev, 2014, 15 (22):9909-9913.

15. Zojaji H, Ghobakhlou M, Rajabalinia H, et al.The efficacy and safety of adding the probiotic Saccharomyces boulardiito standard triple therapy for eradication of H.pylori:a randomized controlled trial. Gastroenterol Hepatol Bed Bench, 2013, 6 (Suppl 1):S99-S104.

16. Dharmani P, De Simone C, Chadee K.The probiotic mixture VSL#3 accelerates gastric ulcer healing by stimulating vascular endothelial

growth factor.PLoS One，2013，8（3）：e58671.

17. Kaur B，Garg N，Sachdev A，et al.Effect of the oral intake of probiotic Pediococcus acidilactici BA28 on Helicobacter pylori causing peptic ulcer in C57BL/6 mice models.Appl Biochem Biotechnol，2014，172（2）：973-983.

（蔡顺天　许鸿志　整理）

幽门螺杆菌与消化性溃疡进展

10. 幽门螺杆菌流行呈地域分布的特点，与社会经济水平、卫生状况密切相关

Hp 影响人类超过 58 000 年。Hp 感染是全球性的健康问题，影响着世界范围内一半以上的人口。Hp 感染率与社会经济水平及卫生条件、人口密集程度及公共设施管理（水源供给、公厕管理）等因素密切相关。有研究报道 Hp 在伊朗人群的感染率为 30.6% ～ 82%，在中东其他国家及地区为 22% ～ 87%，低于亚洲人群的感染率而高于欧洲。来自印度的研究表明，低经济收入阶层、食肉、吸烟、食用餐馆食物、饮用非蒸馏水是 Hp 感染的危险因素。

11. 幽门螺杆菌胃炎是一种感染性疾病，也是一种传染病

根据最新的《幽门螺杆菌胃炎京都全球共识意见》（以下简称《共识意见》），Hp 感染是人类最常见的慢性感染之一，Hp 胃炎是 Hp 感染的基础病变，在此基础上部分患者可发生消化性溃疡（peptic ulcer，PU）、胃癌以及胃黏膜相关组织淋巴瘤等严重疾病，部分患者可有消化不良症状。Hp 感染和慢性活动性胃炎之间符合科赫法则（Koch's postulates），将 Hp 胃炎定义为感染性疾病，即使患者无症状，也无 PU、胃癌等并发症也是客观合理的。

《共识意见》认为，Hp 胃炎是一种传染病，因为 Hp 可以在人–人之间传播。目前多数学者认为"口–口""粪–口"是主要的传播方式和途径，感染者和可能被污染水源是最重要的传染源。Hp 感染在家庭内有明显的聚集现象，父母感染了 Hp，其子女的感染机会比其他家庭高得多。饮用受污染的水，与已经感染 Hp 的人密切接触和共餐，类似的密切生活接触，传染 Hp 的可能性最大。幼儿园和学校内儿童、学生之间的密切接触及吃路边小摊的不洁食品等，均可引起 Hp 传播。儿童和成人均为易感人群。

12. 幽门螺杆菌感染、不良生活方式、社会经济文化水平及膳食行为是消化性溃疡发病的危险因素

PU 与 Hp 感染关系最为密切，不仅因为 Hp 在 PU 患者中有极高的检出率，而且根除 Hp 后可以显著促进溃疡愈合，减少和预防溃疡的复发。PU 在不同国家和地区发病率也存在差异。在中东地区，基于人群的 PU 发病率为8.7%，胃溃疡（GU）发病率为 3.26%，十二指肠球部溃疡（DU）为 5.9%，基于多因素回归分析，Hp 感染、吸烟、NSAIDs 使用是 GU 主要危险因素。对于 DU，除了Hp 感染、吸烟外，男性、居住城市地区也是危险因素。2008 年台湾的一项研究显示，无症状 PU 在台湾人群中发病率为 9.4%（GU 4.7%，DU3.9%）。既往 PU 病史，体质指数（BMI）偏高、吸烟及低的教育文化水平是独立危险因素。来自印度的研究表明，膳食种类、成分及疾病状态对 PU 起着或危险或保护的作用。食用肉、鱼是溃疡病的危险因素，而辣椒粉、寄生虫感染却是保护因素。日本的一项 Meta 分析认为咖啡的摄入与溃疡病无显著相关，似乎有悖于传统观点。Hp 根除后可显著降低 PU 的发生率。意大利一项长达 10 年的内镜随访研究发现，PU 的内镜检

出率由根除 Hp 前 12.7% 降至根除后的 6.3%，表明根除 Hp 可显著降低 PU 发生率。

13. 幽门螺杆菌通过直接损伤、诱导免疫应答及异常酸分泌介导消化性溃疡发生

Hp 导致 PU 的发病机制主要有以下几方面：Hp 毒力因子导致胃黏膜损伤、Hp 感染后宿主的免疫应答介导胃黏膜损伤、Hp 感染导致胃酸分泌异常。

Hp 毒力因子主要包括鞭毛、尿素酶、黏附因子、脂多糖（LPS）、VacA、CagA、趋化因子等。Hp 体表有其独特性：首先 Hp 借助螺旋状形状和鞭毛穿越黏液层，黏附及定植于胃上皮细胞表面；Hp 可糖基化宿主细胞膜的胆固醇，并插入其双分子层的外膜，糖基化的胆固醇功能目前尚不完全明了，一旦缺乏胆固醇，Hp 对环境压力异常敏感；糖基化的胆固醇可抑制 CagA 介导的 T 细胞激活和免疫应答。其次是相对无毒性的脂多糖，后者与降低宿主免疫应答有关，Hp 的 LPS 被 TLR-2 识别，在某些 Hp 菌株中，LPS 的侧链 O 抗原类似人类 Lewis 血型抗原 Le^x、Le^y。菌体外膜延伸可形成一种类似鞘的结构包裹鞭毛。被包裹的鞭毛、低免疫原性的 LPS、模拟正常的抗原分子共同降低 Hp 感

染后宿主免疫应答，使 Hp 长期与宿主共生，导致后续的慢性炎症、免疫应答。

CagA：细胞毒素相关基因 A 编码的重要蛋白，也是 Hp 最重要、研究最深入的毒力因子。CagA 阳性的菌系产生更严重的炎症，在人、动物模型上表明可增加胃癌发生风险。过去观点认为 CagA 除了作为一种重要毒力蛋白外，无其他作用，然而近期研究发现 CagA 参与多种信号通路传导，比如可磷酸化并结合宿主细胞 SHP-2 的 SH-2 结构域。SHP-2 是一种磷脂酶，参与受体酪氨酸激酶传导，在人类一些肿瘤中存在 SHP-2 突变，CagA 还可与 c-Met 蛋白结合参与信号转导；与细胞紧密连接蛋白结合，导致细胞之间黏附性下降，细胞极性丧失。细胞骨架重排，进而 Hp 借此侵袭宿主细胞。另外，CagA 通常伴随其他毒力因子存在于 Hp 内，如 VacA、Bab A、OpiaA。

VacA：空泡毒素 A，顾名思义可在宿主细胞内产生巨大空泡。VacA 有一套分泌、转运、释放的机制：VacA 蛋白低聚化形成孔样结构，内吞形成选择性离子通道，允许氯离子及弱碱离子聚集，导致细胞渗透性肿胀；VacA 还可插入线粒体膜，导致线粒体功能障碍及细胞凋亡；此外，还破坏上皮细胞黏膜屏障，导致营养物质吸收障碍。

Hp 感染后导致胃黏膜炎症，释放大量细胞因子和炎症介质，例如 IL-8、IL-1β，中性粒细胞及巨噬细胞聚集释放溶酶体酶、白三烯、活性氧自由基等，削弱黏膜防御能力。Hp 尿素酶分解尿素产氨，提升胃内 pH，促进胃泌素释放增加，进而导致胃酸分泌增加；菌体周围的氨抑制胃窦 D 细胞，导致生长抑素亦分泌释放。大量的氨气可形成化合物氯化铵，后者与 Hp 的磷脂酶 A、磷脂酶 C 共同削弱富含磷脂的黏膜层，损害胃黏膜屏障。化生有利于 Hp 定植于十二指肠上皮细胞，使十二指肠黏膜更易受胃酸及蛋白酶攻击。

14. 以内镜技术为基础的检测方法及细菌培养是幽门螺杆菌诊断的新方向

自 1982 年 Hp 被发现以来，大量检测方法不断应运而生，包括侵袭性和非侵袭性方法。理想的检测方法应该是敏感度和特异度都大于 90%，可用于临床，有较好的成本效益比。目前侵袭性检测方法主要基于内镜检查及活检，如快速尿素酶试验（RUT）、组织学、细菌培养及 PCR；非侵袭性检测方法主要有血清学抗体检测、^{13}C 呼吸试验（UBT）、粪便抗原检测等，每种方法各有其优缺点。近年来随着内镜技术的发展，以内镜技术为手段的检测方法开始受到关注。

组织学曾被认为是 Hp 检测的金标准，因为考虑质子泵抑制剂（PPI）对检测的影响，胃镜检查前应停药 2 周，同时在胃体、胃窦取活检比单一在胃窦处取活检更能提高 Hp 检测率。Lee 等在 91 例因胃癌行内镜下黏膜切除术（EMR）的患者胃窦、胃体小弯侧、大弯侧分别取活检，结果显示在大弯侧 Hp 检测的敏感性超过胃窦及胃体小弯侧，提示胃体大弯侧是 Hp 理想的检测部位。

有学者认为 Hp 感染下胃黏膜有特殊内镜下特点，如颗粒状隆起、发散或斑点状红点，色素内镜下可看到胃小凹肿胀等。也有学者认为这些内镜下表现并非 Hp 感染所特有，仅属于非特异性感染的表现。多数学者认为胃体大弯侧是 Hp 诊断活检的最佳部位，尤其是对于重度萎缩性胃炎、胃早癌行 EMR 术后的患者。

Masstricht Ⅳ共识建议细菌培养可用于药敏试验和细菌耐药检测。由于 Hp 对生长环境要求极为苛刻，使细菌培养一直成为挑战。近些年来在培养基中加入胆固醇替代血清，换用液态培养基，调整 Hp 生长环境（例如调整 CO_2 浓度在 5% ～ 10%）可在一定程度上提高 Hp 培养阳性率。传统培养取材都是胃活检标本，近些年发现，除了胃十二指肠黏膜，口腔也是 Hp 聚集的一个"根据地"，已有研究成功地从牙菌斑、齿龈、唾液中分离培养 Hp，牙菌斑中发现 Hp 表明 Hp 可在口腔定植，并可能是 Hp 根除后再感染或复发的一个重要因素。

15. 幽门螺杆菌治疗应遵循个体化原则，探寻理想的根除方案依然任重道远

随着 Hp 对甲硝唑、克拉霉素耐药率的增加，全球标准三联疗法根除率＜80%。根除率的下降有多方面原因：Hp 对抗生素的耐药性增加，患者治疗依从性不够、患者 *CYP2C19* 基因多态性等，其中 Hp 对抗生素耐药是导致根除失败的主要原因。目前提高 Hp 感染根除率的策略有以下几种。

（1）重视铋剂在 Hp 根除方案中的作用：2007 年一项研究表明，标准三联（PPI＋阿莫西林＋克拉霉素）联合铋剂可使根除率从 75% 提高到 85%。Masstricht Ⅳ共识意见明确提出，在克拉霉素高耐药地区可考虑铋剂四联方案即 PPI＋铋剂联合两种抗生素作为一线经验性根除方案。在我国铋剂在临床上容易获得，结合我国实际国情，井冈山《第四次全国幽门螺杆菌感染处理共识意见》也明确推荐含铋剂的四联疗法作为一线 Hp 根除治疗方案。另有研究表明，联合铋剂可有效克服左氧氟沙星耐药。Meta 分析表明，铋剂用于短期根除 Hp 治疗安全性、依从性好。

（2）首选耐药率低的抗生素：2009年我国一项多中心研究显示，甲硝唑、克拉霉素、左氧氟沙星的耐药率增高，分别为68.55%、22.11%、26.25%，而阿莫西林、四环素耐药率较低，仅为1.26%、2.29%。在首次根除Hp治疗方案中建议选用耐药率低的抗生素如阿莫西林、呋喃唑酮等。抗生素的4种组成方案包括：阿莫西林＋克拉霉素；阿莫西林＋左氧氟沙星；阿莫西林＋呋喃唑酮；四环素＋甲硝唑或呋喃唑酮。青霉素过敏者推荐的抗菌药物组成方案为：克拉霉素＋左氧氟沙星；克拉霉素＋呋喃唑酮；四环素＋甲硝唑或呋喃唑酮。

江西一项研究表明，含呋喃唑酮四联7天疗法根除率可达82.8%，延长疗程10天根除率可达86%。全国含呋喃唑酮多中心研究结果表明，10天呋喃唑酮四联根除率86.56%较为理想。除了作为初始治疗方案用药，呋喃唑酮用于补救治疗疗效也较为理想。

（3）*CYP2C19*基因多态性对Hp根除影响：胃内pH水平高低对抗生素敏感性及Hp根除率起重要作用，而PPI在体内代谢容易受基因多态性影响。目前认为*CYP2C19*存在纯合子快代谢型、杂合子快代谢型和慢代谢型。故在临床实践中应选择受*CYP2C19*基因多态性影响较小的质子泵抑制剂。

（4）序贯疗法：由于 Hp 耐药性的增加，标准三联疗法方案根除率 <80%。2000 年来自意大利的研究小组提出，将标准三联疗法中抗生素调整应用顺序，由此拉开序贯疗法在 Hp 根除治疗中的序幕。序贯疗法是前 5 天标准剂量 PPI+ 阿莫西林，后 5 天标准剂量 PPI+ 克拉霉素 + 甲硝唑。其原理是前 5 天抗生素应用阿莫西林作用于细菌细胞壁，阻止克拉霉素流出通道形成，从而提高细菌对克拉霉素的敏感性。另外，可降低细菌负荷量，减少对克拉霉素的耐药。Meta 分析显示经典序贯疗法优于 7 天标准三联疗法。Masstricht Ⅳ共识意见明确提出，在克拉霉素高耐药地区可考虑铋剂四联方案、序贯方案或伴同方案作为一线经验性根除方案。序贯疗法在西方国家 Hp 根除率较高，但在亚洲并未显示其明显优势。我国及韩国的学者研究表明，与标准三联疗法相比，经典序贯疗法根除率并没有想象中的高，两种方法根除率无明显差异。序贯疗法对甲硝唑/克拉霉素单一耐药菌株保持较好的疗效，而对甲硝唑、克拉霉素双重耐药菌株根除率较低。在亚洲地区序贯疗法未能达到预期的理想效果，可能与克拉霉素耐药率较高有关。也有学者提出在克拉霉素耐药率高的地区，含左氧氟沙星的序贯疗法可能会提高 Hp 根除率。

（5）伴同疗法：伴同疗法是 PPI 联合三种抗生素的疗

法：PPI+阿莫西林＋克拉霉素＋甲硝唑共 10 天。国外研究显示伴同疗法 Hp 根除率可达 90% 以上。伴同疗法可能对 60% 克拉霉素和甲硝唑双重耐药菌株和绝大多数敏感单耐药菌株有效，但在克拉霉素、甲硝唑耐药率都很高的国家如土耳其，伴同疗法根除率并不如人们所期望的那么高。

（6）加益生菌的根除方案：随 Hp 抗生素耐药的增加导致根除率下降，而抗生素联合应用的不良反应也会影响患者治疗依从性，寻找毒副作用少、患者易接受的治疗方案是目前的研究热点。近年来微生态医学兴起和发展为此提供了可能。有学者报道某些益生菌在体内、体外研究中对 Hp 有抑制作用，其机制主要为益生菌可产生抗菌物质，抑制 Hp 生长；通过竞争和黏附结合位点抑制 Hp 黏附；与肠黏膜上皮相互作用形成生物屏障减轻炎症活动性及程度。布拉酵母菌、罗伊乳杆菌被证实联合三联疗法可提高 Hp 根除率，同时减少根除过程中不良反应，但具体哪些益生菌最有效，是单一还是多种益生菌，益生菌的使用剂量等还有待进一步研究。

（7）其他方案

中药：我国有着丰富的中医药资源，有学者发现传统的中药如黄连、黄芪、大黄等具有较好的抗菌活性。国内多中心研究表明，温胃舒／养胃舒、荆花胃康联合 PPI 三联疗法治疗 Hp 根除率可明显提高，并显著改善腹痛、腹胀的症状。

口腔洁治方案：20 世纪 80 年代国外学者从胃炎牙菌斑中成功分离培养 Hp，人们逐渐认识到口腔是 Hp 根除失败或复发的重要原因，清除口腔 Hp 对提高 Hp 根除率具有重要作用。研究显示，对多次 Hp 根除失败加做口腔洁治治疗可提高 Hp 根除率。但口腔 Hp 定植机会如何、口腔 Hp 在胃 Hp 感染中潜在作用等问题仍待进一步研究。

16. 特发性溃疡需引起重视和关注

特发性溃疡（IPU）定义是指 Hp 阴性，没有明确的使用 NSAID 药物而导致的溃疡。20 世纪 90 年代，北美、欧洲、亚洲均有零星报道，IPU 在 PU 的比例很小。2000 年依赖 IPU 的报道逐渐增多，比例可达 10% ～ 30%，表明 IPU 近些年来发病率在增加。高龄、严重的全身疾病、心理应激等是潜在危险因素。对于此类溃疡的治疗较棘手，目前尚无特效治疗及预防复发的方法，临床上这一类患者人群不在少数，此类溃疡发病机制目前尚不清楚，对此类特殊的溃疡需引起临床医师的关注和重视。

17. 幽门螺杆菌感染与消化性溃疡的总结与展望

Hp 从发现到现在已有 30 多年，人们对 Hp 与 PU 的认识也经历了深刻的变革。Hp 增加了 PU 的发生率，根除 Hp 有助于促进溃疡愈合，减少复发。Hp 感染普遍存在，并与人们的行为方式、社会经济文化、卫生条件等密切相关，同时 Hp 感染被定义为一种传染病，可在人与人之间传播。尽管绝大多数 Hp 感染者无任何症状，儿童是 Hp 感染的高危人群，儿童 Hp 感染的治疗应引起足够重视。在 Hp 根除率受到挑战的今天，Hp 治疗应遵循个体化治疗原则，采用多种策略提高 Hp 的根除率。

PU 是消化系统常见多发病，随着强效抑酸剂和根除 Hp 的应用，其发病率和并发症发生率得到很大改善。除了 Hp 感染，NSAID 是 PU 的独立危险因素。随着人口老龄化，使用 NSAID 药物的人群在不断增多，临床评估 NSAID 药物安全使用、预防及治疗 NSAID 相关溃疡等方面仍有待探讨和研究。除此以外，临床上还有约 1/5 的患者为特发性溃疡，人们对该类溃疡认识还很有限，其发病机制、治疗策略及预防复发等是未来研究的热点。

参考文献

1. Wang FW, Tu MS, Mar GY, et al.Prevalence and risk factors of asymptomatic peptic ulcer disease in Taiwan.World J Gastroenterol. 2011, 17 (9): 1199-1203.

2. Sugano K, Tack J, Kuipers EJ, et al.Kyoto global consensus report on Helicobacter pylori gastritis.Gut, 2015, 64 (9): 1353-1367.

3. Mhaskar RS, Ricardo I, Azliyati A, et al.Assessment of risk factors of helicobacter pylori infection and peptic ulcer disease.J Glob Infect Dis, 2013, 5 (2): 60-67.

4. Lopes AI, Vale FF, Oleastro M.Helicobacter pylori infection - recent developments in diagnosis.World J Gastroenterol, 2014, 20 (28): 9299-9313.

5. Testerman TL, Morris J.Beyond the stomach : an updated view of Helicobacter pylori pathogenesis, diagnosis, and treatment.World J Gastroenterol, 2014, 20 (36): 12781-12808.

6. Kato T, Yagi N, Kamada T, et al.Diagnosis of Helicobacter pylori infection in gastric mucosa by endoscopic features : a multicenter prospective study.Dig Endosc, 2013, 25 (5): 508-518.

7. Tian XY, Zhu H, Zhao J, et al.Diagnostic performance of urea breath test, rapid urea test, and histology for Helicobacter pylori infection in patients with partial gastrectomy : a meta-analysis.J Clin Gastroenterol, 2012, 46 (4): 285-292.

8. Lee JH, Park YS, Choi KS, et al.Optimal biopsy site for Helicobacter pylori detection during endoscopic mucosectomy in patients

with extensive gastric atrophy.Helicobacter, 2012, 17 (6): 405-410.

9. Hsu WH, Wang SS, Kuo CH, et al.Dual specimens increase the diagnostic accuracy and reduce the reaction duration of rapid urease test. World J Gastroenterol, 2010, 16 (23): 2926-2930.

10. Jiménez-Soto LF, Rohrer S, Jain U, et al.Effects of cholesterol on Helicobacter pylori growth and virulence properties in vitro.Helicobacter, 2012, 17 (2): 133-139.

11. Park SA, Ko A, Lee NG.Stimulation of growth of the human gastric pathogen Helicobacter pylori by atmospheric level of oxygen under high carbon dioxide tension.BMC Microbiol, 2011, 11: 96.

12. Watanabe K, Nagata N, Shimbo T, et al.Accuracy of endoscopic diagnosis of Helicobacter pylori infection according to level of endoscopic experience and the effect of training.BMC Gastroenterol, 2013, 13: 128.

（周静平　施华秀　整理）

胃肠黏膜病变与胃癌研究进展

临床上，消化系统疾病非常常见，其中又以胃部疾病为多。常见的胃部疾病有慢性胃炎、消化性溃疡、胃癌等。胃部疾病的病因十分复杂，包含理化刺激、感染、毒素、遗传、精神、发育障碍、手术影响等多种因素。笔者将近年来部分胃部疾病的临床研究进展及个人见解综述如下。

18. 即使不存在幽门螺杆菌感染，胃炎仍有很高的发生率

Hp 感染是慢性胃炎的主要病因。根除 Hp 可以很快地消除炎症，降低消化性溃疡与胃癌的发生率。但除了 Hp 感染外，我们还需要了解更多可以导致胃炎的病因。这类

胃炎被称为 Hp 阴性或特发性胃炎。有研究表明，75% ～ 90% Hp 阴性的食管炎患者存在胃炎。这一比例在具有功能性消化不良或非糜烂性胃食管反流病的 Hp 阴性患者中为 56% ～ 69%。虽然这些试验未将患者既往服药史、饮酒史等可能引起胃黏膜损伤的因素纳入研究，但其结果表明，即使不存在 Hp 感染，胃炎仍有很高的发生率。

Helena 等进行了一项横断面调查以了解 Hp 阴性胃炎的患病率及可能的危险因素。他们共纳入 491 名无手术、无肿瘤病史的受试者。研究发现，40.7% 的受试者患有胃炎，其中 20.5% 的患者 Hp 检测结果阴性，且大部分为慢性胃炎。Hp 阴性受试者患急性胃炎的比例明显低于 Hp 阳性的患者。Hp 阴性患者的黏膜炎症多呈散在分布，而大部分 Hp 阳性患者的黏膜炎症同时存在于胃体与胃窦，但两类患者黏膜萎缩与肠化的比例无显著差异。Hp 阴性患者中，具有吸烟、饮酒史及 PPI 用药史的比例较高，但两组患者在阿司匹林 /NSAID 类服药史方面无显著差异。PPI 的使用可以提高胃内 pH，虽可破坏 Hp 的定植环境，同时也能促进其他细菌在胃内定植，而且长期使用 PPI 可以增加胃体为主型萎缩性胃炎的发病概率。这可能是 PPI 引起 Hp 阴性胃炎的原因。

Hp 阴性胃炎是否更容易并发其他上消化道症状？其

发展至胃癌的概率如何？这些科学问题仍需进一步研究。笔者认为，对于无明确感染证据的胃炎患者，经验性根除 Hp 是错误的，需要仔细探索其真实的发病原因。

19. 在亚洲，特发性消化性溃疡比例明显增加，值得重视

一直以来，Hp 感染服用阿司匹林及其他 NSAID 类药物被认为是引起消化道溃疡的主要原因。其他可能的原因还包括卓-艾综合征、克罗恩病，以及巨细胞病毒和风疹病毒感染等。但近年来部分研究表明，其他原因导致的溃疡呈现出明显增加的趋势，这类溃疡被称为特发性消化性溃疡。

20 世纪 90 年代，在亚洲特发性消化性溃疡所占比例仅为 1.3%～4.1%，而到了 21 世纪的前 10 年，此类溃疡所占比例上升至 10%～30%。这可能与 Hp 治疗得到广泛开展有关。由于 Hp 的根除，使其他一些高危因素暴露出来。目前认为高龄、严重的全身性并发症（如肝硬化）及精神心理因素是此类溃疡的潜在危险因素。

高龄主要与胃溃疡相关，这与前列腺素合成减少导致胃黏膜防御机制减弱有关。肝硬化并发门静脉高压可以引起胃肠黏膜充血，阻碍正常的血液循环，影响黏膜修复。Kanno 等发现，在 2011 年日本东部大地震后的 3 个月，消

化性溃疡的发病人数较以往同一时期升高了 1.5 倍。同时，他们发现非 Hp、非 NSAIDs 类相关性溃疡的发病率较前一年升高了近 2 倍，且以老年人为主。这些结果提示，心理应激在溃疡的发生、发展中具有重要的作用。

关于特发性消化性溃疡的治疗目前仍有争议。既往研究认为，PPI 的使用有利于防止 Hp 阴性的十二指肠溃疡复发，但一项来自香港的报道认为，H_2 受体拮抗剂与 PPI 类药物虽能缓解症状，但均不能有效防止特发性溃疡再发出血。此项研究中，胃溃疡的患者约占 50%，他们对酸抑制的应答与十二指肠溃疡存在差异，这可能是两项研究结果有所不同的重要原因。笔者认为，由于对特发性溃疡患者的管理尚缺乏充足的临床证据，采用 PPI 治疗仍是最可靠的方法。

20. 胃癌筛查方法与国情有关，内镜是筛查胃癌的主要手段

胃癌是全球第四大恶性疾病，并且是第二位的肿瘤致死原因。2008 年全球有 100 万新发病例，74% 在亚洲（其中 47% 在中国）。胃癌是中、日、韩三国三大最常见肿瘤之一。在全球 70% 以上的国家，胃癌的死亡率与发病率之比高达 0.8，但在日本和韩国，由于政府大力支持胃癌筛

查，这一比例不足 0.5。胃癌的早期发现与诊断以及治疗措施的改进是非常重要的，但目前在亚洲，只有 6 个国家和地区制定了胃癌相关指南，分别是澳大利亚、印度、中国大陆、日本、韩国和中国台湾。为了改善胃癌患者的管理，Lin 等制定了《亚太胃癌分层管理指南》，相关内容发表在 2013 年 Lancet Oncology 上。

在每个国家，胃癌筛查的成本-效益比取决于发病率与筛查方法所需的费用。在日本，由政府主导的筛查项目中，钡餐检查与血清胃蛋白酶原测定是首选的方法，只有结果异常的患者才会进一步接受内镜检查。这一方法已经取得了明显的效果，使得日本因胃癌死亡的人数显著下降。而在韩国，内镜检查则是首选的筛查方法。检查方法上的差异可能与日、韩两国的医疗保险制度不同有关。由于 Hp 与胃癌之间的强关联性，许多指南推荐在胃癌高发地区与高发人群中对 Hp 进行筛查与根治。日本近年来针对 Hp 推行全年龄段检测与治疗方案，并对 50 岁以上人群推行内镜检查。如果发现萎缩性胃炎，则间隔 1～2 年进行复查。但来自中国大陆与中国台湾地区的报道指出，Hp 根除并不能减少胃黏膜肠化的发病率，而肠化是重要的癌前病变。这提示我们，对于 Hp 根除的时间点及其在预防胃癌中的实际效果仍需进一步评估。

目前内镜检查依然是发现胃癌最有效的手段。窄带成像技术（narrow band imaging，NBI）与传统白光内镜相比，在诊断小而扁平的胃黏膜肿瘤方面具有更好的准确性与特异性。胸部 CT 推荐用于病变累及胃食管交界处的患者。超声内镜检查有利于判定肿瘤浸润的深度并发现异常的淋巴结。来自于日本与韩国的研究表明，超声内镜检查在判定 T 与 N 分期时具有中等度的准确性，对 T3 ～ T4 分期的准确性优于 T1 ～ T2 分期及 N 分期。这也提示我们，超声内镜在诊断早癌方面仍有局限性。PET-CT 有利于发现远处脏器的转移，但对于腹膜及局部淋巴结转移的判定效果欠佳，且费用高昂，因此不推荐作为首选检查方法。虽然腹腔镜检查有利于发现隐匿的腹腔转移，但对 T1 ～ T2 期患者行此检查似无必要。同时，由于缺乏随机对照证据的支持，腹腔镜检查并不推荐作为亚洲国家胃癌分期的常规检查方法。

21. 拉曼分子成像技术在早期胃癌诊断中的应用越来越广泛

拉曼效应（Raman effect）于 1928 年由印度科学家 C.V Raman 首次发现。在单色光定向透射透明物质时，其中一些光将受到反射，而小部分光的波长会发生偏移，我们将这种波长发生偏移的光谱称之为拉曼光谱（Raman spectrum）；而这种单色光在被介质分子散射后发生的频率改变现象，称为拉曼效应。从此，获取并分析拉曼光谱的拉曼光谱术（Raman spectroscopy）也随之产生和发展。目前，拉曼光谱术是一种非侵袭性检测技术，因其可获得物质内部化学键所产生的分子振动信息，所以用少量的样品就可以获得足够的拉曼信号。随着激光技术、弱信号检测技术以及计算机分析软件与仪器制造的快速发展，拉曼光谱学获得了突破性的进展，其应用范围迅速扩展至考古、地质、材料、环保、生物医学等各个学科。

拉曼成像技术将共聚焦显微技术与激光拉曼光谱术进行完美结合，因此，具备了高速、高分辨率成像等特点。目前，以分子成像的方式应用于生物医学领域各类检测和科研中。而拉曼光谱仪利用物质独特的分子振动可探测组织标本的生物分子结构和化学构成，因此，可以在分子水平鉴别组织病理类型，从而精确诊断癌前病变。但拉曼散射穿透的深度却有限，这也是该技术应用于临床的一个极大挑战。为此，将拉曼光应用于内镜中将成为应用于临床诊治的理想方法。

将拉曼光谱技术引入到内镜中，可以揭示贲门、胃窦、胃体等部位的微妙组织结构变化和生物化学差异。拉曼内镜引导下的体内组织成像技术可以区分胃部的良、恶性病变，其敏感性和特异性均可达到 90% 以上。利用近红外线的拉曼光谱仪对胃部病变组织进行光学诊断，可以很好地判别与 Hp 感染及肠上皮化生等相关的非肿瘤性病变，显示出正常组织、Hp 感染组织以及肠上皮化生组织在光学特性方面有显著差异，又可在分子水平对 Hp 感染和肠上皮化生进行早期诊断。联合近红外激发自体荧光和拉曼光谱仪进行体内胃癌的诊断，可获得胃恶性肿瘤独特的光谱信息。近红外拉曼光谱不仅可探测深部组织的拉曼信号，并且可以减少组织中的荧光噪声，这一光学技术对于诊断胃组织良恶性病变展现了良好前景。

图 1 为基于内镜图像引导的拉曼系统示意图。该系统包含一个特殊设计的光纤拉曼内镜探头（外径约 2mm），这个拉曼光线直径可以和绝大多数公司（如 Olympus、Fujinon、Karl Storz 等）的不同消化道内镜产品的活检通道大小兼容。此外系统的另一部分是具有高分辨率和快速采集并且低温冷却的电荷耦合器件（CCD）摄像机的光谱仪和近红外（785nm 波长）激光光源。光路设计包括入射光路（图 1 箭头所示）即近红外激发光通过光纤导引经过一个 785nm 带通滤镜进入穿过拉曼光纤的激发光束然后照射在组织表面（功率 <50mW）和散射采集光路即采集光纤将组织表面的拉曼散射光波信号导引回光谱仪，不同的波长经过聚焦平行到

光谱仪内的光栅并反射到 CCD 表面形成电信号，这样整个拉曼系统在 1 秒之内收集来自消化道黏膜组织产生的拉曼光谱并通过软件将诊断结果输出到计算机屏幕。该拉曼光谱系统的第三部分是一个用于实时频谱处理和计算机辅助诊断的控制和数据采集软件。主要功能是实现拉曼光谱内镜系统的软件处理（信号采集、校准平滑曲线、自动减去自体荧光背景、拟合提取拉曼信号等）和数据分析（例如，利用病例数据库的大量样本建模作为标准）。

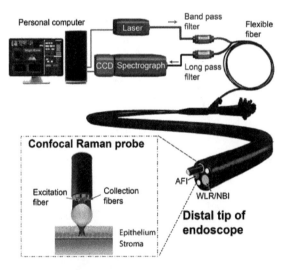

图 1 拉曼光谱内镜系统构造及使用示意图

正常胃组织的活体拉曼光谱（图 2）。可见如下拉曼特征峰：936cm^{-1}：蛋白质 C—C 键振动；1004cm^{-1}：苯环对称 C—C 键呼吸振动；1078cm^{-1}：脂质 C—C 键振动；1265cm^{-1}：酰胺Ⅲ C—N 键振动，蛋白质 N—H 键振动；1302cm^{-1}：脂质 CH$_2$ 键扭曲和摇摆；1335cm^{-1}：核酸，腺嘌呤，鸟嘌呤；1445cm^{-1}：蛋白质和脂质的 CH$_2$ 弯曲振动形变；1618cm^{-1}：卟啉 C=C 键振动；1650cm^{-1}：脂质 C=C 键振动；1655cm^{-1}：蛋白质酰胺Ⅰ C=O 键振动。

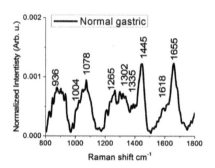

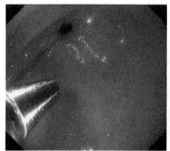
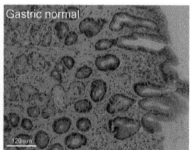

图 2　正常胃黏膜拉曼内镜光谱（彩图见彩插 1）

肠上皮化生胃黏膜的活体拉曼光谱（图3）。由拉曼光谱变化可知，肠化生病变组织的脂质（$1302cm^{-1}$：脂质CH_2键扭曲和摇摆；$1445cm^{-1}$：蛋白质和脂质的CH_2弯曲振动形变）成分增加。

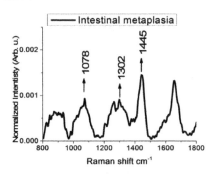

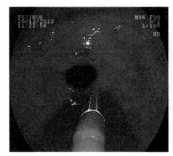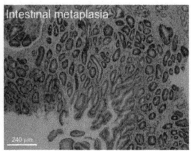

图3 肠上皮化生拉曼光谱（彩图见彩插2）

胃异型增生的活体拉曼光谱（图4）。由拉曼光谱变化可知，异型增生组织的蛋白质（$1004cm^{-1}$：苯环对称C—C键呼吸振动；$1655cm^{-1}$：蛋白质酰胺Ⅰ C=O键振动）和DNA（$1335cm^{-1}$：核酸，腺嘌呤，鸟嘌呤）成分增加，同时脂质成分（1445cm^{-1}：蛋白质和脂质的 CH$_2$ 弯曲振动形变）减少。

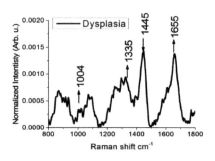

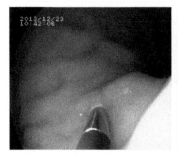
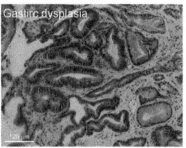

图 4　胃异型性增生拉曼光谱（彩图见彩插 3）

胃腺癌的活体拉曼光谱（图 5）。由拉曼光谱变化可知，癌变组织的蛋白质（1004cm^{-1}：苯环对称 C—C 键呼吸振动；1655cm^{-1}：蛋白质酰胺 Ⅰ C=O 键振动）和 DNA（1335cm^{-1}：核酸，腺嘌呤，鸟嘌呤）成分增加；同时脂质成分（1445cm^{-1}：蛋白质和脂质的 CH$_2$ 弯曲振动形变）

减少。

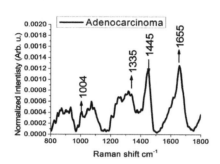

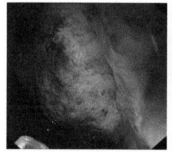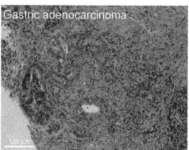

图5 胃腺癌拉曼光谱（彩图见彩插4）

22. 胃黏膜"血清学活检"可以辅助提高早期胃癌的诊断率

肿瘤标志物（TM）是肿瘤细胞在发生和增殖过程中，由肿瘤细胞产生和释放的生物活性物质，常以抗原、酶、核酸、蛋白质、激素等代谢产物存在于细胞和组织内，并被释放入体液。因此，检测肿瘤标志物可以在一定程度上反映肿瘤的存在。我们可以根据肿瘤标志物的分布特点将其分为癌基因肿瘤标志物、细胞表面肿瘤标志物及血清肿瘤标志物三类。其中，通过对血液的定性或定量分析在一定程度上可以反映肿瘤的存在状态。血清肿瘤标志物的检测又被称为胃癌的"血清学活检"。肿瘤标志物的表达状态对于明确肿瘤的性质、辅助诊断及临床治疗都具有重要的意义。

23. 传统肿瘤标志物的联合检测可以提高早期胃癌诊断准确率

癌胚抗原（CEA）是胃癌治疗监视及癌前病变监测的敏感度指标。在临床病理方面，血清 CEA 水平随着肿瘤直径、浸润范围及期别增加而升高，说明血清 CEA 还可作为辅助病情监测的指标，其数值越大，提示肿瘤直径越大、浸润范围越广、临床分期越晚且容易出现淋巴结转移，从而帮助术前判断肿瘤进展情况。在胃癌患者的胃液及相关体液中 CEA 升高，而此时患者血清中的 CEA 值尚未升高。有国内研究者报道，测定胃癌患者胃液中的 CEA 值其效果较血清更好。

胃蛋白酶原（PG）是胃蛋白酶的前体形式，根据其化学性质和免疫原性可将其分为 PGⅠ和 PGⅡ两大类。进入血液循环的 PG 具有较高的稳定性，血清 PG Ⅰ水平以及 PG Ⅰ/Ⅱ比值可以准确地反映胃体或胃底黏膜的生物学功能状态。随着胃癌的进一步发展，血清 PG 含量逐渐降低。因此，PG Ⅰ/PG Ⅱ比值降低可作为提示胃癌危险度的指征。

促胃液素 17（G17）是一种重要的胃肠道激素，其主要是由胃窦黏膜内的 G 细胞分泌，也可由十二指肠黏膜内的 G 细胞分泌，其具有促进胃液分泌的作用。当胃窦部黏膜发生病变，尤其是胃窦部腺体的萎缩将影响血清 G17 表达水平。研究表明，Hp 感染与促胃液素在胃黏膜病变的发生、发展过程中具有协同促进作用，Hp 感染者血清促胃液素的水平显著高于正常对照组，存在一定程度的高促胃液素血症。另有研究表明，Hp 感染破坏了胃黏膜上皮屏障，导致促胃液素受体表达上调，从而使促胃液素水平升高。因此，G17 的升高提示胃癌发生的高风险。

糖基抗原 724（CA724）可存在于胃癌、结直肠癌、乳腺癌等的恶性组织中，但在非上皮性恶性肿瘤及良性增殖性病变中却无该抗原的表达，因此诊断恶性肿瘤的特异性更强。血清 CA724 对胃癌的早期诊断具有一定的临床价值，但亦会对胃癌的检测出现一定的假阳性。

肿瘤标志物在胃癌的诊断中只起到辅助作用，因为任何一种肿瘤标志物都无法达到最理想的诊断标准。一种肿瘤细胞可以分泌多种肿瘤标志物，与此同时，一种肿瘤标志物也可以存在于多种类型肿瘤细胞中。在正常组织细胞及不同的年龄、性别人群中，也少量表达着相关肿瘤标志物。因此，进行使用单一肿瘤标志物对于肿瘤诊断的意义并不大。那么，在临床工作中需要联合检测多项肿瘤标志物。

胃癌"血清学活检"因其操作简便、安全无创、费用适中、可动态观察的特点，能够相对准确判别胃黏膜的功能状态及其相关疾病，从而成为一种实用的检查方法。特别是在合并有严重心肺疾患、消化道大出血等生命体征不稳定、急性炎症期、消化道穿孔、胸腹主动脉瘤、脑卒中急性期，以及老年和儿童、精神失常等疾病状态下可使用。

24. 新型肿瘤标志物的研究与应用有助于提高胃癌早期诊断率

（1）microRNA 可作为胃癌早期诊断的标志物，但其有效性仍需大规模临床验证。微 RNA（microRNAs，miRNA，miR）是一种由 19～22 个核苷酸组成的非编码单链小分子 RNA，通过与 mRNA 的 3'端非编码区结合，降解靶基因 mRNA 或阻遏靶基因 mRNA 的翻译，从而影响细胞的增殖、分化和凋亡等生物学过程。microRNA 可以稳定存在于血浆中，能够抵抗 RNA 酶的消化，而且在高温和反复冻融等苛刻条件下仍保持其稳定性。此外，相对于传统的金标准病理切片，血浆 microRNA 检测是一种无创伤性的检查。因此，microRNA 为一种诊断各种肿瘤的潜在的生物学标志物。多种 microRNA 的表达水平在胃癌组织或细胞中有不同程度的上升或下调，说明 microRNA 的异常表达与胃癌的发生发展密切相关。对多个国家和地区的胃癌组织标本进行 microRNA 芯片检测提示存在差异表达的 microRNA 分子，如 miR-21、miR-27、miR-196a 等具有促癌作用的 microRNA 表达增高，而具有抑癌作用的 let-7、miR-101、miR-29a 等表达降低，进一步研究证实这些胃癌组织和细胞中差异表达的 microRNA 分子可作为诊断胃癌的辅助依据。

但 microRNA 存在个体差异，因为 1 个 microRNA 可调控多个 mRNA，而特定 mRNA 又可由多个 microRNA 调控。为了克服这一缺陷，人们开发了 microRNA 基因组分析方法，并由此得到目前最有开发前景的两个生物标志物 miR-451 和 miR-486，各自 ROC 曲线下面积为 0.96 和 0.92，提示胃癌预测准确性较高。

（2）利用细胞外游离 lncRNA 监测胃癌日益受到关注。长链非编码 RNA（lncRNA）由 200 个以上核酸序列组成，因为不含开放阅读框而无法编码蛋白，却能广泛参与 RNA

加工过程，进而调控基因、影响染色体的修饰。lncRNA 日益成为当下的研究新宠，在发育学和肿瘤学方面饱受关注。有研究利用细胞外游离 lncRNA 监测胃癌，发现胃癌患者外周血中 lncRNA H19 较正常人显著升高，而在术后下降，提示 H19 是良好的诊断指标。虽然我们对 lncRNA 还知之甚少，随着研究深入，相信会有更为喜人的突破。

（3）细胞外游离 DNA 检测有助于提高胃癌早期诊断率。细胞外游离 DNA 在肿瘤领域的研究主要涉及肿瘤相关的基因或表观遗传学的改变，包括微卫星不稳定性、杂合度消失、基因多态性、定点突变、基因甲基化、染色体缺失转位和基因片段缩短等方面。目前研究较为成熟的经典案例，如外周血中的细胞外游离 DNA 中的 K-RAS 基因突变与结直肠癌抗 EGFR 单抗药物获得性耐药之间的联系紧密，在此基础上，Misale 等发现能在西妥昔单抗治疗的肿瘤患者中检出血液 K-RAS 基因等位基因突变，而根据这一结果能早于影像学检查约 10 个月得出耐药结论。此发现提示我们外周血细胞外游离 DNA 是潜在的肿瘤特异性标志物，可为肿瘤综合治疗个体化方案提供依据。

利用细胞外游离 DNA 检测胃癌的研究亦有较大进展，其中除了将细胞外游离 DNA 总量、外周血管家基因、非编码基因组 DNA 水平改变作为检测指标外，值得注意的是，DNA 甲基化研究领域突破最大。自 Lee 等在 2002 年首次报道死亡相关蛋白激酶、钙黏蛋白 E-cadherin、p15 DNA 和 p16 DNA 甲基化水平能够有效预测胃癌以来，甲基化 CpG 岛微阵列技术等新手段的出现为寻找更为可靠的目标基因奠定了基础。目前，XAF1 基因 DNA 甲基化最受瞩目，Ling 等证实其为胃癌预后的较好指标，敏感度和特异度分别为 69.8% 和 100%。而在传统的肿瘤特异性基因检测领域，外周血 MYC 被 Park 团队证实与胃癌标本中的相同基因的变化趋势一致，而在 HER-2 (++) 或 (+++) 的胃癌患者中外周血 HER-2 水平与组织标本中变化趋势不一致。

（4）循环肿瘤细胞（circulating tumor cells, CTCs）可预测胃癌早期发生，但仍需更高敏感性、特异性的检测手段。18 世纪澳大利亚学者 Ashworth 在对死于转移瘤的患者进行尸体解剖时，发现其血液中存在与原发肿瘤相似的细胞，由此提出了 CTCs 的概念。CTCs 与原发肿瘤具有相似的抗原和（或）遗传特性。CTCs 在肿瘤患者的外周血中数量极微，$10^7 \sim 10^8$ 个外周全血细胞中仅有 1 个。在胃癌早期阶段，癌细胞即可侵入血管并发生远处转移。因此，检测 CTCs 具有重要意义。大多数的 CTCs 被认为在转移过程中已凋亡，并不能形成转移肿瘤，因此检测外周血中 CTCs 需要高度敏感性、特异性、可循环使用的方法。CTCs 检测方法主要包括细胞密度梯度分离法、免疫细胞化学技术、流式细胞术、微流控技术。

免疫磁珠法是检测肿瘤细胞敏感性最高的方法，基本原理是将特异性抗体包被到磁性微粒上，制成免疫磁珠，通过免疫结合原理分离出目标细胞。免疫磁珠法可以从外周血中成功分离 CTCs，且操作简易，但可能造成表面标志物表达较弱的目标细胞的丢失。基于此原理，Veridex 公司研发了 Cell Search 系统，该系统被认为是目前 CTCs 定量检测的金标准，可从 400 多亿的血细胞中识别及检测数目微量的 CTCs。原理为上皮细胞来源的肿瘤细胞的表面上皮细胞黏附分子（epithelial cell adhesion molecule，EpCAM）表达阳性，而血液细胞不表达 EpCAM，依据此特点，将 EpCAM 抗体包被于磁珠表面，可将 CTCs 分离出来。2004 年，美国食品和药品管理局（FDA）批准 Cell Search 系统用于转移性乳腺癌、前列腺癌、结直肠癌的预后评估及生存期预测。目前国家食品药品监督管理总局仅批准其用于乳腺癌患者的预后分析，但近年来研究者们也逐步将 Cell Search 系统发展用于检测胃癌等其他肿瘤患者的 CTCs，这个系统在不同转移性肿瘤检出率波动在 20% ～ 70%。然而 Cell Search 系统的缺点是最终结果部分来源于有经验的图像分析专家的主观判断，且产量较低。

2007 年，美国麻省总医院癌症中心研发出一种命名为 CTC-Chip 的微流控芯片，能检测出血液中极微量癌细胞。该芯片表面排布了上万个包被抗体的微位点，当血液样本流过芯片时，抗体可与肿瘤细胞表面抗原相结合，因抗原-抗体免疫反应肿瘤被黏附在芯片上，但此方法因工艺复杂、成本高、不可重复使用，仅被用于实验研究。

目前用于检测 CTCs 的微流控分析芯片依据捕获 CTCs 的原理分为免疫特性及物理特性两大类。依据免疫特性的芯片主要是根据抗原-抗体免疫结合原理，利用 CTCs 分子表面高度表达的特异性抗原来捕获、富集 CTCs。根据其利用 CTCs 不同的表面特异性抗原，又可分为 EpCAM 依赖及非 EpCAM 依赖（如 HER2）两大类。依据物理特性设计的芯片，主要依据于细胞在微流控流道中运动受到惯性迁移力的作用，而不同尺寸大小的细胞受力大小不同，因而能够分布在管道中的不同部位。因 CTCs 直径大于大部分正常外周血细胞，从而得以分离。目前微流控芯片按结构分为直流道、弯流道、螺旋流道三种。已经有许多研究证明，螺旋流道微流控芯片相比其他流道的微流控芯片在细胞平衡位置及运动状态控制具有高精确度、高灵活性等优点，能更好地分选出细胞。

25. 胃癌的基因分型有利于个体化治疗

既往对于胃癌的分型，或者是根据肿瘤的形态特征与浸润方式进行区分（Borrmann 分型），或者是根据肿瘤来源进行分类（Lauren 分型），也可以根据病理分型分为腺癌、腺鳞癌、髓样癌、肝样腺癌、鳞状细胞癌、未分化癌等。近年来随着基因检测技术的发展，研究者们正积极尝试对胃癌进行基因分型并制订个体化的治疗方案。

来自新加坡的一项研究采用基因表达谱测定技术对 248 个胃癌样本进行分析，共鉴定出三种主要的亚型，并对不同亚型对药物治疗的敏感性进行了鉴定。这三种亚型分别为增殖型、代谢型与间质型。增殖型胃癌具有更高的基因组不稳定性，更容易发生 TP53 突变及 DNA 低甲基化。代谢型的胃癌对 5-氟尿嘧啶（5-FU）的敏感性更高。间质型胃癌具有某些肿瘤干细胞特征，对"PI3K-AKT-mTOR 信号通路抑制剂"治疗具有高敏感性。

2014 年 Nature 杂志在线发表的一项研究将胃癌分为四个亚型。此项研究是癌症基因组图谱研究计划（The Cancer Genome Atlas，TCGA）的一部分，共采用 6 种分子平台对样本进行分析，并对全部样本的 DNA 进行微卫星不稳定（microsatellite instable，MSI）检测，约 1/3 的样本进行了低通量全基因组测序。这四种基因型包括：① EB 病毒阳性胃癌：包含 PIK3CA 频发突变，DNA 末端甲基化，JAK2、CD274 和 PDCDILG2 扩增等特征。② MSI 不稳定型胃癌，其特征为包括编码癌基因信号传导相关蛋白在内的基因的高突变率。③基因组稳定型胃癌：存在 RHOA 突变或 RHO 家族 GTP 酶激活蛋白基因融合现象。④染色体不稳定型胃癌：其特征为存在非整倍数的染色体和受体酪氨酸激酶扩增。四种基因型中，染色体不稳定型约占 50%；EB 病毒阳性胃癌最少，约占 9%。此种分型有利于指导胃癌个体化治疗中靶向药物的选择，从而有利于提高患者的生存期。

26. 曲妥珠单抗、阿帕替尼等分子靶向药物是胃癌治疗的新选择

虽然胃癌的诊治有了长足的进步，但手术切除仍是根治胃癌的最好方法。然而，仅半数局部病灶的患者能达到 R0 切除的目标。早期胃癌可经内镜下切除，但其适应证与肿瘤的分化类型、大小与浸润深度有关。对于适合远端胃大部切除的ⅠC 期胃癌患者，日本胃癌协会认为腹腔镜手术可以作为日常诊疗的选项，但关于早期胃癌腹腔镜下全胃切除术目前尚缺乏前瞻性研究，建议慎重选择。

　　晚期胃癌经典的一线化疗方案为包括氟尿嘧啶、顺铂在内的两药联合或三药联合方案，但中位生存期均难以超过 12 个月。HER2 在 7% ～ 34% 的胃癌组织中存在过表达现象。ToGA 研究表明，在 5-FU/ 卡培他滨 + 顺铂的基础上加用针对 HER2 的单克隆抗体曲妥珠单抗（赫赛汀），可以延长 HER2 阳性胃癌或胃食管交界处癌患者的生存期。曲妥珠单抗 + 化疗组的中位生存期为 13.8 个月（95% *CI* 12 ～ 16），而单纯采用化疗药组的中位生存期仅为 11.1 个月（95% *CI* 10 ～ 13）。该研究采用的 HER2 阳性判定标准为：免疫组化评分 ≥ 3 或免疫组化评分 ≥ 2 且荧光原位杂交结果阳性。ToGA 研究是关于进展期胃癌与胃食管交界处癌治疗的里程碑事件。赫赛汀是第一个可使晚期胃癌患者生存获益的生物制剂，已经受到欧美及亚洲各指南和共识的推荐。

　　阿帕替尼是我国自主研发的小分子血管内皮细胞生长因子受体（VEGFR）酪氨酸激酶抑制剂。它是存在转移或手术无法切除的进展期胃癌患者二线化疗方案失败后，被证实属于安全有效的靶向药物。Ⅲ期临床试验表明，与安慰剂组相比，阿帕替尼组的中位生存期延长 55 天，而中位无进展生存期延长 25 天。相关报告入选 2014 年美国临床肿瘤学会（ASCO）年会优秀论文。阿帕替尼为口服制剂，可以提高患者的依从性。目前该药已在国内上市，它将有利于改善我国晚期胃癌患者的生存情况。

27. 胃癌治疗的总结与展望

"胃病"是消化科常见病，胃癌是我国最常见的恶性肿瘤之一。随着研究的开展，对于胃部疾病的病理生理学认知也逐渐深入。Hp 感染是引起"胃病"的主要原因，但非 Hp 因素在疾病发生、发展过程中可能发挥的作用也日益受到重视。目前对于胃癌的研究已深入基因与分子领域，各种靶向药物逐渐出现，这将有利于改进我国胃癌患者的管理，改善患者的预后。虽然我们对于"胃病"的认识有了长足的进步，但仍有许多未知领域等待探索，前程依然任重而道远。

参考文献

1. Haber MM，Hunt B，Freston JW，et al.Changes of gastric histology in patients with erosive oesophagitis receiving long-term lansoprazole maintenance therapy.Aliment Pharmacol Ther，2010，32（1）：83-96.

2. Peura DA，Haber MM，Hunt B，et al.Helicobacter pylori-negative gastritis in erosive esophagitis, nonerosive reflux disease or functional dyspepsia patients.J Clin Gastroenterol，2010，44（3）：180-185.

3. Nordenstedt H, Graham DY, Kramer JR, et al.Helicobacter pylori-negative gastritis : prevalence and risk factors.Am J Gastroenterol, 2013, 108 (1): 65-71.

4. Iijima K, Kanno T, Koike T, et al.Helicobacter pylori-negative, non-steroidal anti-inflammatory drug : negative idiopathic ulcers in Asia. World J Gastroenterol, 2014, 20 (3): 706-713.

5. Kanno T, Iijima K, Abe Y, et al.Peptic ulcers after the Great East Japan earthquake and tsunami : possible existence of psychosocial stress ulcers in humans.J Gastroenterol, 2013, 48 (4): 483-490.

6. Wong GL, Au KW, Lo AO, et al.Gastroprotective therapy does not improve outcomes of patients with Helicobacter pylori-negative idiopathic bleeding ulcers.Clin Gastroenterol Hepatol, 2012, 10 (10): 1124-1129.

7. Ferlay J, Shin HR, Bray F, et al. GLOBOCAN 2008 v2.0, Cancer incidence and mortality worldwide : IARC Cancer Base No.10, 2010.

8. Shen L, Shan YS, Hu HM, et al.Management of gastric cancer in Asia : resource-stratified guidelines.Lancet Oncol, 2013, 14 (12): e535-547.

9. Wang J, Xu L, Shi R, et al.Gastric atrophy and intestinal metaplasia before and after Helicobacter pylori eradication : a meta-analysis. Digestion, 2011, 83 (4): 253-560.

10. Lee YC, Chen TH, Chiu HM, et al.The benefit of mass eradication of Helicobacter pylori infection : a community-based study of gastric cancer prevention.Gut, 2013, 62 (5): 676-682.

11. Ezoe Y, Muto M, Uedo N, et al.Magnifying narrowband imaging

is more accurate than conventional white-light imaging in diagnosis of gastric mucosal cancer.Gastroenterology, 2011, 141 (6): 2017-2025.

12. Cardoso R, Coburn N, Seevaratnam R, et al.A systematic review and meta-analysis of the utility of EUS for preoperative staging for gastric cancer.Gastric Cancer, 2012, 15 Suppl 1 : S19-26.

13. Choi J, Kim SG, Im JP, et al.Comparison of endoscopic ultrasonography and conventional endoscopy for prediction of depth of tumor invasion in early gastric cancer.Endoscopy, 2010, 42 (9): 705-713.

14. Lei Z, Tan IB, Das K, et al.Identification of molecular subtypes of gastric cancer with different responses to PI3-kinase inhibitors and 5-fluorouracil.Gastroenterology, 2013, 145 (3): 554-565.

15. Cancer Genome Atlas Research Network.Comprehensive molecular characterization of gastric adenocarcinoma.Nature, 2014, 513 (7517): 202-209.

16. 胡祥. 2014 年第 4 版日本《胃癌治疗指南》更新要旨. 中国实用外科杂志, 2015, 35 (1): 16-19.

17. Bang YJ, Van Cutsem E, Feyereislova A, et al.Trastuzumab in combination with chemotherapy versus chemotherapy alone for treatment of HER2-positive advanced gastric or gastro-oesophageal junction cancer (ToGA): a phase 3, open-label, randomised controlled trial.Lancet, 2010, 376 (9742): 687-697.

18. Geng R, Li J.Apatinib for the treatment of gastric cancer.Expert Opin Pharmacother, 2015, 16 (1): 117-122.

19. Brauchle E, Schenke-Layland K.Raman spectroscopy in

biomedicine - non-invasive in vitro analysis of cells and extracellular matrix components in tissues.Biotechnol J, 2013, 8 (3): 288-297.

20. Zhang Y, Hong H, Cai W.Imaging with Raman spectroscopy.Curr Pharm Biotechnol, 2010, 11 (6): 654-661.

21. Bergholt MS, Zheng W, Lin K, et al.Characterizing variability in in vivo Raman spectra of different anatomical locations in the upper gastrointestinal tract toward cancer detection.J Biomed Opt, 2011, 16 (3): 037003.

22. Bergholt MS, Zheng W, Lin K, et al.Raman endoscopy for in vivo differentiation between benign and malignant ulcers in the stomach. Analyst, 2010, 135 (12): 3162-3168.

23. Teh SK, Zheng W, Ho KY, et al.Near-infrared Raman spectroscopy for optical diagnosis in the stomach : identification of Helicobacter-pylori infection and intestinal metaplasia.Int J Cancer, 2010, 126 (8): 1920-1927.

24. Li Z, Zhang D, Zhang H, et al.Prediction of peritoneal recurrence by the mRNA level of CEA and MMP-7 in peritoneal lavage of gastric cancer patients.Tumour Biol, 2014, 35 (4): 3463-3470.

25. Terasawa T, Nishida H, Kato K, et al.Prediction of gastric cancer development by serum pepsinogen test and Helicobacter pylori seropositivity in Eastern Asians : a systematic review and meta-analysis.PLoS One, 2014, 9 (10): e109783.

26. Takamura A, Ito M, Boda T, et al.High expression of gastrin receptor protein in injured mucosa of Helicobacter pylori-positive gastritis.

Dig Dis Sci, 2013, 58 (3): 634-640.

27. Nejadi-Kelarijani F, Roshandel G, Semnani S, et al.Diagnostic values of serum levels of pepsinogens and gastrin-17 for screening gastritis and gastric cancer in a high risk area in northern Iran.Asian Pac J Cancer Prev, 2014, 15 (17): 7433-7436.

28. Yang AP, Liu J, Lei HY, et al.CA72-4 combined with CEA, CA125 and CA19-9 improves the sensitivity for the early diagnosis of gastric cancer.Clin Chim Acta, 2014, 437 : 183-186.

29. Su Z, Zhao J, Rong Z, et al.MiR-451, a potential prognostic biomarker and tumor suppressor for gastric cancer.Int J Clin Exp Pathol, 2015, 8 (8): 9154-9160.

30. Oh HK, Tan AL, Das K, et al.Genomic loss of miR-486 regulates tumor progression and the OLFM4 antiapoptotic factor in gastric cancer.Clin Cancer Res, 2011, 17 (9): 2657-2667.

31. Li H, Yu B, Li J, et al.Overexpression of lncRNA H19 enhances carcinogenesis and metastasis of gastric cancer.Oncotarget, 2014, 5 (8): 2318-2329.

32. Lee HS, Hwang SM, Kim TS, et al.Circulating methylated septin 9 nucleic Acid in the plasma of patients with gastrointestinal cancer in the stomach and colon.Transl Oncol, 2013, 6 (3): 290-296.

33. Lee HE, Park KU, Yoo SB, et al.Clinical significance of intratumoral HER2 heterogeneity in gastric cancer.Eur J Cancer, 2013, 49 (6): 1448-1457.

34. Takeuchi H, Kitagawa Y.Circulating tumor cells in gastrointestinal

cancer.J Hepatobiliary Pancreat Sci，2010，17（5）：577-582.

35. Galletti G，Sung MS，Vahdat LT，et al.Isolation of breast cancer and gastric cancer circulating tumor cells by use of an anti HER2-based microfluidic device.Lab Chip，2014，14（1）：147-156.

36. Lee WC，Bhagat AA，Huang S，et al.High-throughput cell cycle synchronization using inertial forces in spiral microchannels.Lab Chip，2011，11（7）：1359-1367.

（谢晨曦　刘斢鹏　黄庆文　整理）

小肠黏膜病变与小肠恶性肿瘤

　　小肠由短而弯曲、缺乏肠系膜的十二指肠以及冗长且弯曲、由系膜固定于腹后壁的空肠、回肠组成。全段小肠长 5～7 米，检查难度大，技术要求高，因此，小肠疾病的诊疗进展相对缓慢。现将近年来关于小肠疾病的诊治进展综述如下。

28. 黏膜保护剂，而不是质子泵抑制剂，可能有利于改善非甾体类抗炎药相关性小肠黏膜损伤

　　非甾体类抗炎药（NSAIDs）是临床上广泛用于镇痛、解热与抗炎的药物，世界上约有 3000 万人采用此种药物，

每日产生的医疗费用约2亿美元。但是此类药物存在严重的胃肠道不良反应，可引起出血、穿孔，从而导致贫血、蛋白丢失及肠腔狭窄。NSAIDs引起胃肠黏膜损伤的病理生理学机制包括：肠道动力下降、肠道微环境紊乱、黏膜分泌减少、黏膜通透性增加、线粒体损伤导致的细胞之间紧密连接的破坏。这些因素都会促使致病菌诱导炎症反应，产生糜烂或溃疡。

PPI是临床常用的抑酸药物，可以有效预防NSAID类药物引起的胃和十二指肠溃疡。但PPI是否有利于预防NSAIDs相关性小肠损伤，目前尚有争议。一项随机、双盲、随访6个月的研究表明，采用COX-2选择性NSAID类药物治疗风湿性疾病的患者，因严重胃肠道不良反应早期退出试验的比例小于联用非选择性NSAID类药物与奥美拉唑的患者。Zhang等的体外研究也表明，奥美拉唑与泮托拉唑不能有效预防双氯芬酸引起的小肠黏膜损伤。因此，笔者认为，PPI并不是预防NSAID类药物所致小肠病变的关键药物。

替普瑞酮（geranylgeranylacetone，GGA）是消化科常用的黏膜保护剂。体外研究表明，GGA可以激活热休克蛋白70（heat shock protein 70，HSP 70），增加黏液分泌，从而预防吲哚美辛引起的小肠黏膜损伤。Xiong等利用胶囊内镜评估风湿性疾病患者服用双氯芬酸后小肠黏膜病变，结果表明，与对照组相比，NSAIDs 联用 GGA 有利于减少小肠黏膜糜烂或溃疡的发生，减轻绒毛萎缩，但不能减少红斑。但 Shiotani 等的研究表明，GGA 并不能有效防止肠溶性阿司匹林引起的小肠损伤。上述试验均存在样本量较小的缺点，关于 GGA 的疗效仍需进一步研究。

瑞巴派特（Rebamipide）是另一种常用的黏膜保护剂。Lai 等的研究表明，瑞巴派特可以减轻阿司匹林诱导的小鼠小肠炎症，并改善细胞间紧密连接，促进上皮细胞增殖。这一作用与 COX-2/PGE$_2$ 上调，β-actin 信号通路激活有关。一项 Meta 分析显示，与安慰剂相比，瑞巴派特有利于改善短期服用 NSAID 类药物引起的小肠损伤（RR=2.7，95%CI：1.02 ～ 7.16）。但纳入的个别研究表明，瑞巴派特的作用并不优于 PPI、H$_2$ 受体阻滞剂、米索前列醇等药物。笔者认为，为了确定瑞巴派特的疗效，更多高质量的 RCT 研究是必要的。

29. 美国胃肠病学协会重新定义了不明原因胃肠道出血，并提出胶囊内镜应作为小肠出血的一线检查方案

所有胃肠道出血患者中，只有 5% ～ 10% 的患者出血部位来源于小肠，以前所谓不明原因胃肠道出血（obscure

GI hemorrhage，OGIB）主要指小肠出血。由于胶囊内镜、小肠镜以及小肠影像诊断的进步，目前大多数 OGIB 患者均可明确出血原因。因此，美国胃肠病学协会对 OGIB 重新定义，只有全胃肠道均找不到出血来源才可称为 OGIB。依此定义，临床工作中，"小肠出血"似不应再与 OGIB 互相取代。

Vater 壶腹以远至回盲瓣近端的出血均称作小肠出血，包括"显性出血"与"隐性出血"两种类型。"显性出血"患者以黑便或血便为主要表现。"隐性出血"患者表现为缺铁性贫血，伴或不伴粪便隐血试验阳性。

小肠出血的病变类型与患者的年龄有关，但与性别和种族无关，血管发育异常是小肠出血最常见的病因。导致血管扩张的危险因素包括高龄、主动脉狭窄、慢性肾衰竭、装备左心室辅助装置以及遗传性疾病。血管扩张引起反复小肠出血的危险因素包括病变数目、高龄、存在并发症及使用抗凝药物。

美国胃肠病学协会小肠出血诊断与管理指南指出，胶囊内镜应作为小肠出血一线检查方案。由于胶囊内镜对十二指肠及近端空肠病变发现率低，如怀疑近端病变，应行推进式小肠镜检查。如出血量大或存在胶囊内镜检查禁忌时，应行气囊辅助小肠镜检查。

对于小肠出血的影像学检查，CT 优于 MRI。CT 小肠

成像（computed tomographic enterography，CTE）有利于
发现与定位小肠肿物，可以指导小肠镜检查。在炎症性肠
病、可疑小肠狭窄、既往曾行小肠手术或拟放疗的患者，
与胶囊内镜相比，CTE 应优先考虑。如患者出血量大，血
流动力学不稳定，应选择传统血管造影，否则应选择 CT
血管成像（CT angiography，CTA）。如出血缓慢（0.1 ～
0.2ml/min），应行红细胞标记显像。

对于如何治疗小肠出血，指南列出了以下意见。对于
持续贫血或急性出血的患者，如发现明确的小肠出血部位，
应予内镜下治疗。如病变部位无法明确，应给予补铁或抗
血管生成等治疗。如病情允许，应停用抗凝药与抗血小板
药物。对出血量大的患者可考虑手术治疗，如术前即可标
记病变部位将有莫大裨益。术中内镜检查有利于发现出血
部位，是进行全小肠评估最可靠的方法。但因术中或术后
并发症所致死亡率可超过 17%，如因主动脉狭窄引起血管
扩张（Heyde 综合征），应行主动脉瓣置换。

30. 沙利度胺可以作为治疗难治性胃肠道出血的药物

20 世纪 50 年代，沙利度胺作为一种口服镇静剂与止

吐剂开始应用于临床，但由于存在严重的致畸作用长期被限制使用。随着研究的进展，医学界发现沙利度胺具有调节免疫和抑制血管生成的作用，目前也用于炎症性肠病的治疗。近年来多项研究指出，沙利度胺用于治疗胃肠道血管发育异常引起的难治性消化道出血是有效和相对安全的。

目前认为，沙利度胺的作用与抑制血管内皮生长因子（vascular endothelial growth factor，VEGF）及 TNF-α 表达有关。VEGF 是最有效的促血管生成因子，能增加血管通透性，而 TNF-α 具有双重作用，浓度较低时具有抗感染、促进肿瘤细胞凋亡等作用；浓度较高时会破坏机体的免疫平衡，与其他炎症因子一起导致组织器官损伤。沙利度胺正是通过抑制局部炎症反应，减少渗出，重塑与修复血管而达到止血的目的。其他常见的沙利度胺不良反应包括嗜睡、外周神经炎、高血压、神经系统症状、白细胞减少、心律失常等，多在停药后消失。

笔者认为，虽然沙利度胺作为一种"老药"正发挥出新的作用，但目前仍缺乏大样本临床数据的研究，其作用机制仍未完全阐明。对个体患者而言，如何调整剂量才能达到最好的治疗效果及最小的不良反应，需监测哪几种指标仍待探索，因此临床医生在使用时务必谨慎。

31. 目前，胃肠胰神经内分泌肿瘤最有价值的标志物是铬粒素 A，有效的治疗药物是长效生长抑素类似物

神经内分泌肿瘤 (neuroendocrine neoplasm, NEN) 是一组起源于具有胺前体摄取和脱羧能力的神经内分泌细胞的异质性肿瘤。胃肠胰神经内分泌肿瘤 (gastroenteropancreatic neuroendocrine neoplasm, GEP-NEN) 是最常见的 NEN 类型。西方国家胃肠道 NEN 好发部位为空回肠，但直肠与胃的发病率增长迅速。我国一项单中心研究提示，直肠是 GEP-NEN 好发部位，但仍缺乏多中心相关统计数据。根据是否具有激素分泌功能及是否存在相关临床症状，可将 GEP-NEN 分为非功能性和功能性两大类。

铬粒素 A（CgA）是一种存在于大部分 GEP-NEN 细胞分泌颗粒中的酸性糖蛋白，是目前公认最有价值的 GEP-NEN 肿瘤标志物。血清或血浆 CgA 升高对 GEP-NEN 诊断的敏感性和特异性为 70% ~ 100%，它还可以用于预后监测。立体定向放射（SRS）是一项发展较快的定位技术，通过将放射性标记的生长抑素类似物引入体内，与肿瘤表面受体结合而使肿瘤显像。但该技术只对表达生长抑素受体（somatostatin receptor, SSTR）的 NEN 有效。若肿瘤组

织不表达 SSTR 或所表达亚型无法与生长抑素类似物结合，肿瘤组织就无法显影，此时 PET 可作为弥补性检查手段。

根据病理分类，GEP-NEN 可分为高分化的神经内分泌瘤、低分化的神经内分泌癌以及混合性腺神经内分泌癌（MANEC）。肿瘤的增殖活性通过核分裂象数或 Ki-67 阳性指数进行评估，可分为 G1 ～ G3 级。NEN 通常进展较慢，5 年存活率超过 50%。我国单中心数据表明，5 年生存率为 69.6%，与不良预后相关的因素为：肿瘤位于结肠，大于 20mm，分级为 G3 及发生存在转移。

NEN 的治疗手段包括手术、放射介入、肽受体介导的放射性核素治疗（peptide radio receptor therapy，PRRT）、化学治疗、生物治疗和分子靶向治疗等。对于局限性肿瘤，手术切除原发灶并进行区域性淋巴结清扫仍是首选的方法。长效生长抑素类似物，如长效奥曲肽、兰瑞肽等，具有抑制激素分泌与调控肿瘤增殖与凋亡的作用，推荐用于前肠、中肠来源的肿瘤。但分子靶向药物，如依维莫司、舒尼替尼是否可用于胰腺外 NEN 的治疗，仍需进一步研究。

NEN 是一类少见病，目前相关临床数据与诊疗规范多来自欧美各国。笔者希望随着我国多中心协作的开展，我们可以进一步制定符合中国国情的诊治标准，推动临床与科学研究进展。

32. 小肠恶性肿瘤少见，胶囊内镜与小肠镜可以提高检出率，化疗对患者生存期影响小

原发性小肠恶性肿瘤（primary malignant tumor of the small bowel，PMTSB）比较少见，仅占全部胃肠道肿瘤的 2% 和胃肠肿瘤相关死亡率的 1%。既往一项对原发性胃肠道恶性肿瘤的大样本回顾研究表明，只有 2.4% 的肿瘤起源于小肠，起源于大肠的最多，占 70.3%。我国一项单中心研究表明，在 26 000 例接受治疗的消化道恶性肿瘤患者中，小肠恶性肿瘤患者约占 3.4%，男性患者与女性患者比例为 1.58 : 1。由于临床症状缺乏典型性及检查手段的限制，小肠肿瘤发现时往往处于进展期并且需要接受手术治疗。

目前国内关于小肠肿瘤的报道较少。Han 等报道，小肠肿瘤最常见的临床表现为间歇性腹部隐痛，占 67.4%；其次是腹部包块、肠梗阻、黄疸与发热等，占 14% ～ 31%；最少见的为腹腔出血，仅占 1.4%。Chen 等报道，小肠肿瘤最常见的病理类型为腺癌（29.5%）、胃肠间质瘤（24.4%）及淋巴瘤（15.4%）。但两项研究对肿瘤好发部位的报道并不一致。前者以回肠多见，后者以空肠多见。两项研究均存在例数较少的缺点，因此对于小肠肿瘤好发部

位尚需进一步研究。但可以明确的是，十二指肠并非小肠肿瘤好发部位。

胶囊内镜与双气囊电子内镜的发展提高了小肠肿瘤的检出率。笔者认为，两者各有优势。胶囊内镜为无痛检查，适用于肠道尚通畅的患者，但由于小肠过于冗长弯曲，假阳性率与假阴性率较高。小肠镜检查费时费力，费用较高，但具有胶囊内镜不具备的活检与治疗优势，对于存在肠道梗阻或狭窄的患者同样适用，而且可以进行支架置入、球囊扩张与术前病灶定位等。CT 检查难以发现黏膜病变与微小病变，一般用于评估是否存在肠系膜浸润与淋巴结转移。腹腔镜检查不适用于出血与梗阻的患者。

小肠恶性肿瘤的治疗与其所处的部位及病理类型有关。如为淋巴瘤，首选化疗，其余类型应以手术治疗为主。如肿瘤位于空肠或回肠，可行节段性肠切除，如位于十二指肠或回结肠交界处，则需考虑同时行胰腺或右半结肠切除。但根治性肠切除术后 5 年生存率较低，局限性病灶仅为 47.6%，如存在转移，则下降至 3.9%。既往研究提示，与其他方案相比，5-FU 与铂类联合的化疗方案有利于提高转移性小肠腺癌患者反应率（RR）并延长无进展生存期（PFS），但对总体生存期（OS）影响小。Guo 等认为，辅助化疗对小肠腺癌患者的总体生存期无显著益处。在他们的研究中，单纯接受手术的患者中位 OS 为 40 个月，而术后接受化疗的患者中位 OS 为 35 个月。这些研究同样存在受试者较少的缺点，其结论仍需更多临床数据支持。

33. 小肠疾病的总结与展望

人体全胃肠道长约 8 米，以承担营养吸收任务的小肠最长。与食管、胃和结肠相比，关于小肠疾病的研究进展相对缓慢，这可能与其迂曲冗长、结构丰富等特点有关。由于胶囊内镜与小肠镜的发展，对于小肠疾病的检出率有所提高，但对于小肠疾病的治疗进展仍不尽如人意。目前内科的治疗方案多是将对胃、结肠治疗有效的方法"移植"于小肠，其疗效仍需进一步检验。总之，小肠疾病及恶性肿瘤的诊疗仍是消化内科的一个难点，需要更多高质量的随机对照研究为临床诊疗的发展提供进一步的支持。

参考文献

1. Zhang S, Chao GQ, Lu B.Proton pump inhibitors are not the key for therapying non-steroidal anti-inflammatory drugs-induced small intestinal injury.Rheumatol Int, 2013, 33 (10): 2513-2521.

2. Isomura Y, Yamaji Y, Yamada A, et al.Irsogladine improves small-intestinal injuries in regular users of nonsteroidal anti-inflammatory

drugs.Gastrointest Endosc, 2014, 80 (1): 118-125.

3. Chan FK, Lanas A, Scheiman J, et al.Celecoxib versus omeprazole and diclofenac in patients with osteoarthritis and rheumatoid arthritis (CON-DOR): a randomised trial.Lancet, 2010, 376 (9736): 173-179.

4. Asano T, Tanaka K, Yamakawa N, et al.HSP70 confers protection against indomethacin-induced lesions of the small intestine.J Pharmacol Exp Ther, 2009, 330 (2): 458-467.

5. Xiong L, Huang X, Li L, et al.Geranylgeranylacetone protects against small-intestinal injuries induced by diclofenac in patients with rheumatic diseases:a prospective randomized study.Dig Liver Dis,2015,47 (4): 280-284.

6. Shiotani A, Haruma K, Nishi R, et al.Randomized, double-blind, pilot study of geranylgeranylacetone versus placebo in patients taking low-dose enteric-coated aspirin. Low-dose aspirin-induced small bowel damage. Scand J Gastroenterol, 2010, 45 (3): 292-298.

7. Lai Y, Zhong W, Yu T, et al.Rebamipide Promotes the Regeneration of Aspirin-Induced Small-Intestine Mucosal Injury through Accumulation of β-Catenin.PLoS One, 2015, 10 (7): e0132031.

8. Zhang S, Qing Q, Bai Y, et al.Rebamipide helps defend against nonsteroidal anti-inflammatory drugs induced gastroenteropathy : a systematic review and meta-analysis.Dig Dis Sci, 2013, 58 (7): 1991-2000.

9. Gerson LB, Fidler JL, Cave DR, et al.ACG Clinical Guideline : Diagnosis and Management of Small Bowel Bleeding. Am J Gastroenterol, 2015, 110 (9): 1265-1287; quiz 1288.

10. Bonnet S, Douard R, Malamut G, et al.Intraoperative enterosco-

py in the management of obscure gastrointestinal bleeding.Dig Liver Dis，2013，45（4）：277-284.

11. Boey JP，Hahn U，Sagheer S，et al.Thalidomide in angiodysplasia-related bleeding.Intern Med J，2015，45（9）：972-976.

12. Ge ZZ，Chen HM，Gao YJ，et al.Efficacy of thalidomide for refractory gastrointestinal bleeding from vascular malformation.Gastroenterology，2011，141（5）：1629-1637.

13. 徐春红，戈之铮，刘文忠，等．沙利度胺治疗血管发育不良所致消化道出血的疗效观察．中华消化杂志，2008，28（8）：547-550.

14. 罗涵青，钱家鸣．沙利度胺在顽固性炎症性肠病中的应用．中华内科杂志，2012，51（11）：905-906.

15. 陈　湖，陈洁．胃肠胰神经内分泌肿瘤诊治新进展．中华消化杂志，2011，31（8）：505-508.

16. Fraenkel M，Kim M，Faggiano A，et al.Incidence of gastroenteropancreatic neuroendocrine tumours：a systematic review of the literature.Endocr Relat Cancer，2014，21（3）：R153-163.

17. Hu HK，Ke NW，Li A，et al.Clinical characteristics and prognostic factors of gastroenteropancreatic neuroendocrine tumors：a single center experience in China.Hepatogastroenterology，2015，62（137）：178-183.

18. 李景南，张红杰，陈洁，等．胃肠胰神经内分泌肿瘤内科诊治若干建议．中华消化杂志，2014，34（6）：361-367.

19. CSCO 神经内分泌肿瘤专家委员会．中国胃肠胰神经内分泌肿瘤专家共识．临床肿瘤学杂志，2013，18（9）：815-832.

20. Han SL，Cheng J，Zhou HZ，et al.Surgically treated primary malignant tumor of small bowel：a clinical analysis.World J Gastroenterol，

2010, 16 (12): 1527-1532.

21. Guo X, Mao Z, Su D, et al.The clinical pathological features, diagnosis, treatment and prognosis of small intestine primary malignant tumors. Med Oncol, 2014, 31 (4): 913.

22. Chen WG, Shan GD, Zhang H, et al.Double-balloon enteroscopy in small bowel tumors: a Chinese single-center study.World J Gastroenterol, 2013, 19 (23): 3665-3671.

23. Zhang L, Wang LY, Deng YM, et al.Efficacy of the FOLFOX/CAPOX regimen for advanced small bowel adenocarcinoma: a three-center study from China.J BUON, 2011, 16 (4): 689-696.

（谢晨曦　施华秀　整理）

大肠黏膜病变与大肠恶性肿瘤

34. 了解大肠癌的流行病学与病理是有效治疗的前提

结直肠癌（colorectal cancer）即大肠癌，包括结肠癌与直肠癌，是常见的恶性肿瘤，世界范围内，其发病率呈上升趋势。大肠癌是美国第三大常见肿瘤，也是第三大肿瘤致死原因。大肠癌在我国东南沿海的发病率显著高于北方，而男女发病率差异不大。直肠癌和年轻结肠癌患者以男性多见，发病年龄多在 50 岁左右，在 75 ～ 80 岁达到高峰，30 岁以下的年轻结肠癌患者也不少见。2010 年中国肿瘤年度报告显示，中国城市人口中，结直肠癌发病率为每十万人中平均 26.70 例，年平均发病率高达 10.41%，在全部肿瘤发病率中排名第四。其中，男性每十万人中平均 29.87 例结直肠癌病例，发病率高达 10.39%；女性每十万人中平均 23.36 例发病，发病率高达 10.44%。其肿瘤相关死亡率为每十万人中死亡 12.57 例，年平均死亡率为 8.05%，在全部肿瘤死亡率中排名第四。其中，男性患者年平均死亡率为每十万人中死亡 14.13 例，死亡率为 7.34%，女性患者年平均死亡率为每十万人中死亡 10.93 例，死亡率为 9.26%。农村人口中，结直肠癌在每十万人中平均发病 15.01 例，年平均发病率高达 7.03%，在全部肿瘤发病率中排名第六；其肿瘤相关死亡率为每十万人中死亡 7.48 例，年平均死亡率为 5.29%，在全部肿瘤死亡率中排名第五。

大肠无皱襞、无绒毛，肠腺多，杯状细胞多。黏膜上皮为单层柱状上皮，由吸收细胞和杯状细胞组成。固有层内有大量大肠腺，呈单管状，排列密集。黏膜上皮和腺上皮内杯状细胞数量多，分泌大量黏液，润滑黏膜，以粪便形式排出。固有层内有淋巴小结，参与局部免疫功能。黏膜肌层为内环行、外纵行两层平滑肌。黏膜下层为疏松结缔组织，有小动脉、小静脉、淋巴管和较多脂肪细胞。肌层为内环形、外纵行两层平滑肌。其厚度不尽一致，内环形肌与小肠相似，外纵肌局部增厚形成三条结肠带，结肠带间有很薄或不连续的纵行肌纤维。外膜在盲肠、横结肠、乙状结肠、升结肠与横结肠的前臂，直肠上 1/3 段的大部、中 1/3 的前壁为浆膜，其余为纤维膜。外膜结缔组织中常有脂肪细胞聚集构成肠脱垂。

35. 健康人群的肠道微生态

随着宏基因组学、高通量测序和生物信息学分析技术的不断发展，微生物群落在人类健康和疾病中的作用也越来越受到重视，微生态时代已经来临。为此，国际人类微生物研究协会成立。2007 年，美国国立卫生研究院启动人类宏基因组计划。2008 年，欧盟启动人类肠道宏基因组学研究计划。目前研究表明，消化道微生态与炎症性肠病、肠易激综合征、结直肠癌、胃息肉与癌变、胆石症等均密切相关，但更进一步的相互作用机制仍需探讨。

"健康"的肠道菌群应被阐述为：不同模式的微生物定植与疾病状态相关的生物学。然而，一个健康的肠道菌群的成分和功能特性仍有待澄清。分子生物学的最新发展已准确地调查了人类粪便和肠黏膜样本的微生物群落，即人体肠道菌群的"正常"模式。基于 16SrDNA 序列的研究显示，在已知的 55 个分类/门类的细菌领域中，只有 7～9 个在粪便或人类肠道的黏膜样本中被检出。此外，所有门类中有大于 90%（序列 97% 的同源性，假定代表一个物种）只属于两个分类：拟杆菌门和硬壁菌门。而在人体远端肠道的样本中不断发现有变形菌门、放线菌门、梭杆菌门和疣微菌门。

全基因组鸟枪法测序的研究显示，在一个成年欧洲人同期组群中（主要是由健康人也包括一些 IBD 或代谢综合征的患者构成），他们的粪便样本总共有 3 300 000 个非重复的微生物的基因，首次提供了人类肠道微生物基因目录，定义为一系列的共生微生物基因的集合。高达 98% 的基因属于细菌，其余的属于酵母、病毒（包括噬菌体）或原生微生物。每个人类个体平均有 600 000 种微生物基因在胃肠道。结果发现，约 300 000 的微生物基因是常见的，因为它们存在于同期组群 50% 的个体中。研究发现，1150 种普遍的细菌品种，每一个人至少有 160 个品种。类杆菌属、普氏属和双歧杆菌属是人类粪便样品中最丰富的种属，但它们的相对丰度在个体间是高度可变的。种属丰度表明每个人类肠道菌群的整体结构符合离散和不同类型的微生物群落的成员之间的相互作用定义的网络分析。北美、欧洲、日本的成人粪便样本的宏基因组序列的多维分析显示：三个强大的集群已被指定为"肠型"，该集群的所有样品将在组成的相似性的基础上合并。有趣的是，这些集群的分布没有明显的表型特征，如性别、年龄、种族、体重指数、居住地等。这三个"肠型"被区别于下列三个属其中之一的变化水平：拟杆菌属（1型）、普里沃菌属（2型）和瘤胃球菌（3型）。个体的肠道菌群变化一般是分层的、不连续的，宿主-微生物共生存在，不同菌群分布与宿主表型无关，而这种差异也不一定显示异常或疾病的模式。

36. 肠道微生态失衡可导致大肠腺瘤癌变

正常状态下，肠道微生物在各种反馈作用机制的调节下维持肠道微生态系统的多样性和稳定性。人与人之间肠道菌群的构成存在相当大的差异，健康男性和健康女性的粪便分别每天取样观察，发现粪便菌群的组成均有持续地波动。但是粪便菌群趋于回归其典型的组成模式，这个现象被称为恢复力。暂时的变化可能出现在接触到了不同类型的食物、药物或物理环境，也来源于在管腔中从盲肠到直肠的微生物组成的变化。此外，黏膜相关细菌群落也不同于结肠腔。与人体其他部位，如皮肤、口腔等部位相比，在特定个体中，黏膜相关细菌群落从回肠末端到大肠高度稳定。肠道菌群的多样性受遗传、饮食、年龄、环境、区域差异和抗生素使用等因素的影响，肠道细菌的多样性下降会破坏菌群的稳定性。流行病学的研究表明，大肠癌最密切相关的癌前疾病为大肠腺瘤，切除腺瘤性息肉可预防其再发，同时降低因结肠癌而造成死亡的危险。影响大肠腺瘤癌变的主要因素之一为肠道稳态，肠道微生物使肠道黏膜促炎症反应信号传导机制异常，导致肠道黏膜上皮损伤修复加剧，加之某些肠道微生物及其在代谢产物对肠道黏膜上皮细胞具有直接的细胞毒性作用，受损肠道黏膜上皮的不完全修复，最终导致结直肠肿瘤的形成和恶变。

采用 16SrDNA 变性梯度凝胶电泳和核糖体内源性间隔段分析方法对结直肠癌和腺瘤性息肉病患者肠道微生物构成进行分析，结果发现结直肠癌及腺瘤性息肉病患者肠道内微生物多样性和优势菌群降低，但柔嫩梭菌和球形梭菌的多样性显著增加。对结直肠癌患者和健康人进行了基于焦磷酸高通量测序技术的 16SrDNA 测序分析，结果表明结直肠癌人群中肠道拟杆菌门/普里沃菌属较健康对照组增多。目前已知的可能与结直肠肿瘤有关的肠道微生物主要还有牛链球菌、脆弱拟杆菌、败血梭菌、大肠埃希菌、唾液链球菌、血链球菌和粪肠球菌及相关病毒等。而丁酸、甲烷等肠道微生物的代谢产物在结直肠肿瘤中对机体发挥保护性作用。结直肠肿瘤高危人群的肠道中短链脂肪酸和丁酸盐含量显著降低，丁酸可通过组蛋白超乙酰化抑制肿瘤生长和激活细胞凋亡，丁酸钠还可以作用于三叶因子家族，抑制肠癌细胞的增殖。在结直肠肿瘤低风险人群肠道内甲烷含量增多。肠道微生物代谢产生的硫化氢和氢气等则作为有害产物发挥作用。

对于直肠肿瘤人群与健康人肠道微生物环境，无论是肠道微生态及其代谢产物，还是肠黏膜屏障、肠道免疫系统，仍然需要进行更为深入的基础研究和临床试验，通过监测肠道微生态的变异，判断结直肠肿瘤的发生风险程度并进行早期预警，为结直肠肿瘤的预防及早期诊断带来新思路和新方法。

37. 肿瘤分子标志物三叶因子家族的监测对结肠癌治疗具有临床指导价值

三叶因子家族（trefoil factor family，TFF）是近年研究较多的一群小分子多肽，又称三叶肽（trefoil peptide），在哺乳动物体内具有黏膜保护和修复、肿瘤抑制、信号转导、抑制细胞凋亡等功能。一系列调控 TFF 家族的 microRNA 相继被发现，此外还发现了 TFF1 的新型结合蛋白 PIEZO1 和调控 TFF2 表达的转录因子 SP3，并且发现在缺氧的情况下，TFF3 可以介导 VEGF 的表达。近十年来，我们课题组有关 TFF 家族的论文已相继被 SCI 收录近十篇。

最新研究表明，肿瘤标志物肠三叶因子 TFF3 是胃肠道肿瘤分子诊断及治疗的有效标志物。笔者课题组收集了 128 例结肠癌患者的血清及尿液标本，并收集 91 名健康人的血清及尿液标本作为对照组，分别用酶联免疫吸附法检测 TFF3 的表达水平。研究结果表明，结肠癌患者血清和尿液的 TFF3 水平较之健康人显著升高。高血清水平的 TFF3 与晚期结肠癌的远处淋巴结转移密切相关。我们的研究还发现，给结肠癌患者予以化疗药物并达到部分缓解（PR）之后，TFF3 水平回落。数据真实可信地反映出血清 TFF3 水平可作为结肠癌患者肿瘤分期及远处转移的有效肿瘤分子标志物，并且可以用于临床结肠癌患者化学治疗后疗效的预测，其表达调控机制的研究对于结肠癌治疗将有临床指导价值，有望成为临床上诊断及治疗肠道肿瘤的有力武器。

38. 新型内镜的研发有望提高大肠癌的早期诊断率

拉曼光谱术是一种非破坏性检测技术，由于其可获得基于物质内部化学键的分子振动信息，因而几乎无需样品的准备，用少量的样品就能获得足够的拉曼信号，适用于物质的各种物理态。

拉曼成像技术是新一代快速、高精度、面扫描激光技术，它将共聚焦显微镜技术与激光拉曼光谱技术完美结合，具备高速、高分辨率成像等特点，已日趋广泛地以分子成像的方式应用于生物医学领域的检测和科研中。

厦门大学附属中山医院正在与新加坡国立大学医院合作进行联合研发，并已经设计和建立了拉曼光谱学内镜系统。此系统利用拉曼光谱特征信号来探测组织的生物化学及生物分子结构和构成，在分子水平鉴别组织病理学类型，精确诊断上皮内瘤变组织。拉曼内镜有望成为临床医学研究领域极具前景的无损、实时影像检测工具。我们利用内镜下拉曼光谱成像及拉曼光谱组织成像进行分子水平肠癌及癌前病变大肠腺瘤的诊断。利用近红外自体荧光内镜成像系统结合拉曼技术的装置，行肠镜检查（EGD），应用随机单盲病例对照试验的方法，检测肠癌前病变阶段，并利用活组织病理学检查判断诊断的准确性，对募集到的26名男性和24名女性志愿者进行了121个部位的拉曼结肠镜检测，获取光谱图包括横结肠（敏感性14.06%，特异性78.78%）、升结肠（敏感性1.10%，特异性91.02%）、降结肠（敏感性40.32%，特异性81.99%）、乙状结肠（敏感性19.34%，特异性87.90%）、直肠（敏感性71.55%，特异性77.84%）等部位在内的正常组织1464点，增生性息肉118点，腺瘤184点（敏感性90.9%，特异性83.3%），腺瘤

103 点及肠癌 99 点（敏感性 93.9%，特异性 88.3%）。此外，我们还分别选取肿瘤及癌旁组织，用激光共聚焦快速拉曼成像光谱仪进行体外组织直接拉曼光谱成像，结合化学计量法对肠癌组织的区分度达 80% 以上。应用修饰核酸适体的靶向 SERS 探针成像，可特异性地与靶分子高表达的肠癌组织强结合，与低表达的肠癌组织弱结合。我们的研究表明，通过拉曼光谱仪对肠癌及癌前病变可取得较好的诊断精度，拉曼内镜有望成为在体内生物分子水平诊断肠病变良好的诊断工具。

另一项新型内镜技术是基于物理学光声成像效应设计而来，光声成像（photo acoustic imaging，PAI）是近年发展起来的一种非入侵式和非电离式的新型生物医学成像方法。当脉冲激光照射到生物组织中时，组织的光吸收域将产生超声信号，这种由光激发产生的超声信号称为光声信号。生物组织产生的光声信号携带了组织的光吸收特征信息，通过探测光声信号能重建出组织中的光吸收分布图像。光声成像结合了纯光学组织成像中高选择特性和纯超声组织成像中深穿透特性的优点，可得到高分辨率和高对比度的组织图像，从原理上避开了光散射的影响，突破了高分辨率光学成像深度"软极限"（～ 1mm），可实现 50mm 的深层活体内组织成像。目前，体内实验已证明光声成像可用于监测小鼠原位肠癌的进程，并可以探测到肿瘤的边缘。光声成像这种基于生物组织内部光学吸收差异、以超声作媒介的无损生物光子成像方法，结合了纯光学成像的高对比度特性和纯超声成像的高穿透深度特性的优点，以超声探测器探测光声波代替光学成像中的光子检测，从原理上避开了光学散射的影响，可以提供高对比度和高分辨率的组织影像，为研究生物组织的结构形态、生理特征、代谢功能、病理特征等提供了重要手段，在生物医学临床诊断以及在体组织结构和功能成像领域具有广泛的应用前景。

随着分子生物学领域的日新月异及内镜光学技术的迅猛发展，相信攻克肠道肿瘤早期诊断及治疗的难题不再遥远。

参考文献

1. Siegel RL，Miller KD，Jemal A.Cancer statistics，2015.CA Cancer J Clin，2015，65（1）：5-29.

2. Kuipers EJ，Grady WM，Lieberman D，et al. Colorectal cancer. Nat Rev Dis Primers，2015，1：1-25.

3. Siegel R，Desantis C，Jemal A.Colorectal cancer statistics，2014. CA Cancer J Clin，2014，64（2）：104-117.

4. Chen W, Zheng R, Zhang S, et al.Annual report on status of cancer in China, 2010.Chin J Cancer Res, 2014, 26 (1): 48-58.

5. DeSantis CE, Lin CC, Mariotto AB, et al. Cancer treatment and survivorship statistics, 2014.CA Cancer J Clin, 2014, 64 (4): 252-271.

6. Duffy MJ, Lamerz R, Haglund C, et al.Tumor markers in colorectal cancer, gastric cancer and gastrointestinal stromal cancers : European group on tumor markers 2014 guidelines update.Int J Cancer, 2014, 134 (11): 2513-2522.

7. Weinberg DS, Myers RE, Keenan E, et al.Genetic and environmental risk assessment and colorectal cancer screening in an average-risk population : a randomized trial.Ann Intern Med, 2014, 161 (8): 537-545.

8. Zhang B, Jia WH, Matsuda K, et al.Large-scale genetic study in East Asians identifies six new loci associated with colorectal cancer risk.Nat Genet, 2014, 46 (6): 533-542.

9. Bergholt MS, Zheng W, Lin K, et al.Characterizing variability of in vivo Raman spectroscopic properties of different anatomical sites of normal colorectal tissue towards cancer diagnosis at colonoscopy.Anal Chem, 2015, 87 (2): 960-966.

10. Bergholt MS, Lin K, Wang J, et al.Simultaneous fingerprint and high-wavenumber fiber-optic Raman spectroscopy enhances real-time in vivo diagnosis of adenomatous polyps during colonoscopy.J Biophotonics, 2016, 9 (4): 333-342.

11. Brenner H, Chang-Claude J, Jansen L, et al.Reduced risk of

colorectal cancer up to 10 years after screening, surveillance, or diagnostic colonoscopy.Gastroenterology, 2014, 146 (3): 709-717.

12. Corley DA, Jensen CD, Marks AR, et al.Adenoma detection rate and risk of colorectal cancer and death.N Engl J Med, 2014, 370 (14): 1298-1306.

13. Løberg M, Kalager M, Holme Ø, et al.Long-term colorectal-cancer mortality after adenoma removal.N Engl J Med, 2014, 371 (9): 799-807.

14. Imperiale TF, Ransohoff DF, Itzkowitz SH, et al.Multitarget stool DNA testing for colorectal-cancer screening.N Engl J Med, 2014, 370 (14): 1287-1297.

15. Jokerst JV.Bioimaging : sensed at the gut level.Nat Nanotechnol, 2014, 9 (8): 569-570.

（施颖　黄庆文　整理）

消化道黏膜状态与克罗恩病

克罗恩病（Crohn's disease，CD）是一种病因不明的肠道非特异性炎症性病变，与溃疡性结肠炎（ulcerative colitis，UC）统称为炎症性肠病（inflammatory bowel disease，IBD）。CD是北美及欧洲的常见病，而近年来我国CD发病率亦呈逐渐升高的趋势，近10年我国CD病例数为前10年的2.78倍，CD患病率达到1.38/10万，沿海地区属于我国CD高发区。CD好发于青壮年，可累及全消化道，目前尚无特效的治疗方式，病程迁延反复，甚至可导致肠道穿孔、出血、癌变等一系列并发症，影响患者生活质量，耗费卫生资源。因此，CD的病因、诊断及治疗成为目前医学界研究的热点。CD具体发病机制尚不明确，可能与遗传易感人群在持续肠道感染、肠黏膜屏障缺陷和环境改变等多因素作用下所引起的肠道免疫系统异常反应相关，肠黏膜屏障针对肠道抗原炎症反应的调节异常及过度放大是导致 CD 疾病发生发展的关键因素之一，以下就 CD 及黏膜屏障相关性进行初步探讨。

39. 肠黏膜屏障的正常结构与功能决定肠黏膜的稳态

正常的肠黏膜屏障主要由机械屏障、免疫屏障及生物屏障构成，可分隔肠腔内有害物质，防止致病性抗原入侵，对维持肠道内菌群稳定，阻止肠道细菌毒素移位和发挥黏膜免疫防御反应具有重要作用。相关研究显示，肠黏膜屏障可有效阻止肠道内 500 多种、浓度高达 10^{12} 个 /g 的肠道内寄生菌及其毒素向肠腔外组织、器官移位，预防机体受内源性微生物及其毒素侵害，饥饿和营养不良、严重感染、创伤等状态均可对肠黏膜屏障功能造成影响。

（1）机械屏障：肠黏膜屏障中以机械屏障最为重要，由完整的肠上皮细胞、黏液层及细胞间的紧密连接构成。肠上皮细胞分为四种类型：具有吸收功能的柱状细胞、分泌黏液的杯状细胞、肠内分泌细胞及潘氏细胞。肠上皮细胞通过调控各种免疫应答受体的表达，介导肠道内微生物及上皮下免疫细胞网络之间的相互作用，从而维护正常黏膜屏障稳态，Toll 样受体（Toll-like receptor，TLR）及核苷酸结合寡聚域蛋白-2（nucleotide-binding oligomerization domain protein-2，NOD2）是其中最为常见的两种受体，TLR 可识别肠道微生物表达的保守结构——病原相关分子模式（pathogen-associated molecular patterns，PAMPs），参与相关的黏膜免疫耐受；NOD-2 调控细胞的凋亡及对细菌成分的反应，诱导 NF-κB 的激活，并且还可调节肠道防御素的表达，肠上皮细胞还能通过表达 CD1d 等主要组织相容性复合体（MHC）类分子，从而参与 T 细胞等适应性免疫的调节。

肠黏膜机械屏障的选择性通透作用主要依靠上皮细胞间紧密连接完成，在紧密连接的调节下，该屏障可让水分子、电解质及营养物质通过，而肠腔内大量抗原、细菌及其产物则无法通过。紧密连接主要由 occludin 蛋白、claudins 蛋白、zonula occludens 蛋白、连接黏附分子等 30 多种胞内蛋白组成，多呈带状分布，黏膜固有层肌成纤维细胞可分泌 TGF-β 加强细胞间紧密连接，而 INF-γ、TNF-α 等炎症因子则能抑制相关蛋白表达，从而增加黏膜屏障通透性。

肠道黏液层覆盖在上皮细胞表面，主要包括 800μm 厚的非流动液层和黏蛋白层，限制了上皮细胞与肠道微生物直接接触，同时也使上皮层免受各种机械性及化学性损伤。黏蛋白（MUC）主要由杯状细胞所分泌，是一种大分子糖蛋白，有一系列不同亚型，通过相应黏附位点与细菌结合，从而阻止有害菌与肠上皮细胞结合。

（2）免疫屏障：肠黏膜免疫屏障主要由肠相关淋巴组织（gut associated lymphoid tissue，GALT）及 sIgA 构成，其参与了相关肠道抗原分子的识别及进一步的信号转导。GALT 包括 Peyer 集合淋巴结、隐窝细胞集合淋巴结及孤立淋巴滤泡，由众多弥散的免疫细胞及其产物组成，是肠黏膜捕获和提呈抗原的场所，通过一系列信号处理及转导，参与黏膜炎症及免疫耐受的形成。抗原呈递细胞（antigen presenting cell，APC）是摄取、加工处理抗原的主要细胞，接收由微皱褶细胞运输而来的大分子抗原复合物，并可将处理后的抗原通过复杂的信号转导呈递给 T 淋巴细胞、B 淋巴细胞，从而激活后续的适应性免疫，树突状细胞（dendritic cells，DC)是其中最为关键的一类细胞。肠黏膜 DC 具有不同亚型，可塑功能强，可在肠上皮下形成复杂网络，同时通过上皮细胞间隙与肠腔内抗原相互作用。新近研究显示，CX3CR1 阳性的髓样 DC 主要参与了与肠腔内抗原相互作用的过程，其作用依赖于 MyD88 的信号转导机制，而 CD103+ DC 则负责将抗原进一步转运至肠系膜淋巴结并诱导相关免疫耐受。

$CCR2^+ Ly6C^{hi}$ 单核细胞在正常状态下分化为 $CX3CR1^+$ 巨噬细胞，不具备迁移性，而在炎症状态下则分化为具备迁移性的 DC 来诱导 T 细胞活化。DC 还能通过分泌各种细胞因子参与黏膜免疫，如 $CD11b^+ CD103^+$ DC 通过 TLR5 受体接受抗原刺激后，可分泌 IL-23 直接刺激下游的各种固有免疫细胞引起肠道炎症，$CD11c^+ CD103^- CD11b^-$ DC 则能分泌 I 型 IFN 参与对细菌及病毒抗原的应答。GALT 中的潘氏细胞可通过分泌防御素抵御病原体对肠黏膜的损伤，防御素具有广谱的抗菌活性，对各种细菌具有杀伤作用，并参与相关细胞的免疫激活及趋化作用，防御素同时还对损伤黏膜具有修复作用。

sIgA 主要由 IgA 双聚体、J 链和一个分泌片组成，IgA 双聚体、J 链由黏膜浆细胞合成，分泌片则由上皮细胞合成，复合物型的 IgA 在肠道中更容易保持原有活性而不被酶类降解。sIgA 具有广泛的黏膜免疫保护作用，能够抗病毒、中和毒素及其他活性抗原成分，并能在补体作用下溶解细菌并形成抗原-抗体复合物，封闭病原体与肠上皮细胞的结合部位，阻止病原吸附黏膜，增强黏膜屏障功能，肠道菌群可通过 MYD88 途径，刺激相关细胞合成 sIgA。

（3）生物屏障：肠道共生菌构成了肠黏膜的生物屏障，其关键作用体现在能量代谢、黏膜免疫、神经内分泌等诸多方面。在能量代谢方面，肠道菌群可将糖类转化为短链脂肪酸（short-chain fatty acids，SCFA）。SCFA主要包括乙酸、丙酸、异丁酸、丁酸、异戊酸、戊酸，可通过增加上皮间紧密连接蛋白表达及提高跨膜电阻电位来维持肠上皮细胞屏障功能的稳定，同时在调节肠道正常pH及益生菌供能方面也具有重要作用，而其他微量元素，包括维生素K、B族维生素、叶酸等，也有赖于肠道菌群的合成。在黏膜免疫方面，肠道定植菌及其相关产物参与了肠道免疫平衡的调节，使肠道免疫细胞及因子维持了对相关菌群的免疫耐受。相关研究显示，包括梭状芽孢杆菌在内的肠道共生菌可诱导结肠调节性T细胞（Treg）表达增加，并使IL-10、TGF-β等一系列免疫调节因子产生增多，SCFA等细菌代谢产物也可通过诱导Foxp3等基因表达增加，从而维持Treg细胞功能稳定。此外，拟杆菌属所产生的糖基神经酰胺还可抑制自然杀伤T细胞的活性。在神经内分泌方面，已有相关文献证实，乳酸菌属及双歧杆菌属可产生γ-氨基丁酸（GABA）等肠道神经递质，从而影响肠神经系统的调节功能，同时肠道胶质细胞的数量维持也有赖于肠道菌群的存在。

40. 肠黏膜屏障损伤在克罗恩病发病中具有重要作用

肠黏膜屏障中各个细胞、蛋白组分及因子相互作用，调节肠黏膜屏障功能的动态平衡，维持肠黏膜屏障结构的稳定。CD发病时，相关的作用机制失调，从而影响了肠黏膜屏障功能的平衡，造成组织损伤和慢性炎症的产生。

（1）机械屏障损伤：相关研究已显示，CD患者肠黏膜通透性显著升高，主要表现为肠上皮细胞自身损伤及细胞间紧密连接的结构及功能破坏，最终使肠腔内的大分子抗原、细菌及其产物进入黏膜引发炎症。CD炎症状态下肠上皮细胞出现凋亡加速，凋亡与增殖的平衡受到破坏，凋亡速率超过了细胞增殖，导致机械屏障缺损。其具体机制可能是：黏膜固有层免疫细胞释放多种炎症介质，如穿孔素、颗粒酶等，可直接造成肠上皮细胞损伤；促凋亡细胞因子表达增多，诱导肠上皮细胞表达Fas，导致相关凋亡进程启动加速。而CD状态下细胞间紧密连接的功能及结构异常是导致机械屏障损伤的关键环节，紧密连接的破坏程度与CD本身的炎症活动度相关，研究者通过对CD患者回肠末端黏膜的观察证实，铺路石样黏膜处的紧密连接破坏最为显著，以异型、断裂及细胞轴方向偏离为主，同时非炎症肠黏膜区域也存在潜在的紧密连接蛋白错位。其他研究者比较了活动期与缓解期 CD 患者结肠黏膜的细胞紧密连接表达，发现活动期患者 occludin、claudin-5、claudin-8 表达明显下调，而缓解期患者相同蛋白表达则无显著变化。许多细胞炎性因子也可调节紧密连接蛋白的表达，炎症黏膜固有层内巨噬细胞、T 细胞通过分泌 INF-γ、TNF，诱导紧密连接蛋白分解，导致大量抗原成分进入黏膜固有层，启动免疫细胞的级联反应。在 CD 患者中同时还存在黏蛋白表达异常，造成病原体清除能力减弱，CD 患者回肠黏膜中存在 MUC1、MUC4 表达下调，而 MUC2、MUC5AC、MUC5B、MUC6 及 MUC7 在同样黏膜中几乎检测不出。机械屏障异常可能存在遗传易感性，CD 患者及其一级亲属的肠黏膜通透性均显著高于健康对照者。

（2）免疫屏障损伤：CD 患者肠黏膜中存在的免疫网络调节异常的机制极其复杂，当上皮机械屏障功能遭到破坏时，肠腔内抗原及病原体成分侵入黏膜固有层，DC 及巨噬细胞等固有免疫细胞受到抗原激活，在清除抗原的同时也启动病理性的免疫炎症反应，接着进一步触发适应性免疫，产生 sIgA 及诱导 B 细胞活化，并且参与 Th 细胞分化增殖的调节。在 CD 炎症状态下，DC 及巨噬细胞可表达不同的抗原识别受体，产生不同的细胞因子产物，导致原有的免疫耐受遭到破坏。相关研究显示，CD 患者黏膜固有层 DC 数量及活性显著升高，同时出现 TLR4 等病原识别受体表达的明显上调，并在 IL-4 作用下对肠道肉芽肿形成具有促进作用，而在相应抗原的刺激下，CD 患者巨噬细胞表面分子 CD14 表达增多，NF-kB 转导通路活性升高，诱导外周血巨噬细胞趋向肠道增多，同时可分泌更多的 IL-23 及 TNF-α 参与肠道病理性炎症。IL-23R 信号系统在 CD 发病中具有重要作用，通过影响 STAT3/4 依赖的信号转导途径中的 JAK2 发挥促炎作用，刺激免疫细胞产生 IL-17A、IL-17F、IL-6、IL-22、TNF 及 CXCL1 等细胞及趋化因子。CD 患者中存在 NOD2/CARD15 基因突变已得到明确证实，*NOD2* 基因突变可导致潘氏细胞 β-防御素合成减少，造成机体清除细菌的能力下降，从而反复发生肠道慢性炎症。sIgA 也参与了 CD 肠道炎症的病理生理过程，CD 炎症状态下肠上皮细胞的凋亡增多导致 sIgA 产量显著减少，同时 sIgA 亚型可由 II 型向 I 型转变，sIgA1 更容易被蛋白酶水解，最终导致 CD 患者肠黏膜体液免疫受到破坏，使整体肠黏膜稳态受到影响。

（3）生物屏障损伤：CD 患者肠道菌群的种属、数量及调节功能相较健康对照者而言存在显著异常，主要表现为益生菌数量减少及功能缺失，而大肠杆菌、艰难梭状芽孢杆菌等致病菌数量则出现显著增加且功能活跃，从而导致正常的肠黏膜屏障受到破坏。SCFA 等细菌代谢产物在 CD 患者中也出现相应的表达下调，影响了肠上皮正常屏障功能的维持，在结肠炎小鼠模型中注射 SCFA 则能明显抑制肠道炎症反应并减轻肠黏膜损伤。肠道菌群的改变同时可引起肠道分泌型 IgA 产生减少、Treg 细胞活性失调、Th1/Th2 免疫平衡的破坏，引起肠道炎症反应的过度放大。而 CD 发病机制中存在的基因易感性，如 *NOD2/CARD15* 的表达突变，则可引起肠道适应性免疫系统抗原识别障碍，对正常共生菌抗原产生攻击性，从而导致肠道稳态破坏的进一步加重。

41. 屏障功能修复对于克罗恩病黏膜愈合及炎症缓解具有关键意义

肠黏膜屏障功能的破坏与 CD 发病密切相关，因此进行肠黏膜屏障功能修复对于 CD 炎症缓解及黏膜愈合具有重要的积极意义。相关研究证实，肠上皮细胞在肠道抗原刺激下可释放促炎因子 IL-8，5-ASA 制剂美沙拉嗪可通过抑制上述 IL-8 释放途径，使肠上皮细胞恢复正常状态，同时美沙拉嗪可促进肠上皮细胞中 PPAR-γ 受体的转录及合成，从而维持肠上皮屏障功能的稳态，而使用高压氧治疗可减少炎症状态下组织缺氧所导致的肠上皮损伤。其他研究显示，在 IL-10$^{-/-}$ 结肠炎小鼠中使用 DHA 进行治疗，有助于修复 occludin 及 ZO-1 等紧密连接蛋白的表达，促进肠黏膜机械屏障功能的恢复。英夫利昔单抗（infliximab，IFX）已在临床上被证实对 CD 黏膜愈合、炎症缓解及症状改善具有显著疗效，对 CD 患者肠黏膜屏障功能的修复是 IFX 发挥疗效的作用机制之一，经 IFX 治疗后 CD 患者黏膜通透性可降低至正常范围，同时患者黏膜内 LPS 等细菌产物的浓度也出现降低，提示 IFX 可通过减少细菌毒性产物侵入来修复屏障功能。肠黏膜免疫屏障损伤时 DC 及巨噬细胞可分泌 IL-23 参与病理性炎症反应，Ustekinumab 是一种新型的拮抗 IL-23 p40 亚单位的单克隆抗体，已有临床研究显示 Ustekinumab 对于高炎症指标的 CD 患者，能在短期内诱导临床症状缓解，同时证实安全性良好。粪菌移植（fecal microbiota transplantation，FMT）是将健康人粪便中的功能菌群，通过特定方法移植到患者胃肠道内，重建新的肠道菌群，修复肠道的生物屏障功能，从而达到治疗肠内外疾病的目的。对于合并有艰难梭菌感染的 CD 病变，FMT 已被证实对疾病缓解具有显著疗效，而 FMT 对于未合并有其他感染的 CD 患者的疗效尚不确定。一项针对 16 名中到重度 CD 患者的 FMT 研究显示，经 FMT 治疗后 CD 临床症状缓解率可达到 85.2%，但其他研究则提示经上消化道途径进行的 FMT 对 CD 症状缓解无效，因此推测 FMT 对 CD 治疗效果可能与 CD 患者本身的病程、疾病严重程度、病变部位及合并用药相关。

参考文献

1. Jeon MK, Klaus C, Kaemmerer E, et al.Intestinal barrier：Molecular pathways and modifiers.World J Gastrointest Pathophysiol, 2013, 4（4）：94-99.

2. Kagnoff MF.The intestinal epithelium is an integral component of a communications network.J Clin Invest, 2014, 124（7）：2841-2843.

3. Frosali S, Pagliari D, Gambassi G, et al.How the Intricate Interaction among Toll-Like Receptors, Microbiota, and Intestinal Immunity Can Influence Gastrointestinal Pathology.J Immunol Res, 2015, 2015：489821.

4. Liang GH, Weber CR.Molecular aspects of tight junction barrier function.Curr Opin Pharmacol, 2014, 19：84-89.

5. Pelaseyed T, Bergström JH, Gustafsson JK, et al.The mucus and mucins of the goblet cells and enterocytes provide the first defense line of the gastrointestinal tract and interact with the immune system.Immunol Rev, 2014, 260（1）：8-20.

6. Man AL, Gicheva N, Nicoletti C.The impact of ageing on the intestinal epithelial barrier and immune system.Cell Immunol, 2014, 289

（1-2）：112-118.

7. Caballero S, Pamer EG.Microbiota-mediated inflammation and antimicrobial defense in the intestine.Annu Rev Immunol, 2015, 33：227-256.

8. Guilliams M, Ginhoux F, Jakubzick C, et al.Dendritic cells, monocytes and macrophages：a unified nomenclature based on ontogeny.Nat Rev Immunol, 2014, 14（8）：571-578.

9. Kinnebrew MA, Buffie CG, Diehl GE, et al.Interleukin 23 production by intestinal CD103（+）CD11b（+）dendritic cells in response to bacterial flagellin enhances mucosal innate immune defense.Immunity, 2012, 36（2）：276-287.

10. Satpathy AT, Briseño CG, Lee JS, et al.Notch2-dependent classical dendritic cells orchestrate intestinal immunity to attaching-and-effacing bacterial pathogens.Nat Immunol, 2013, 14（9）：937-948.

11. Rescigno M.Dendritic cell-epithelial cell crosstalk in the gut. Immunol Rev, 2014, 260（1）：118-128.

12. Gommerman JL, Rojas OL, Fritz JH.Re-thinking the functions of IgA（+）plasma cells.Gut Microbes, 2014, 5（5）：652-662.

13. Man AL, Gicheva N, Nicoletti C.The impact of ageing on the intestinal epithelial barrier and immune system.Cell Immunol, 2014, 289（1-2）：112-118.

14. Lécuyer E, Rakotobe S, Lengliné-Garnier H, et al.Segmented filamentous bacterium uses secondary and tertiary lymphoid tissues to induce gut IgA and specific T helper 17 cell responses.Immunity, 2014, 40（4）：608-620.

15. Guzman JR, Conlin VS, Jobin C.Diet, microbiome, and the intestinal epithelium : an essential triumvirate?Biomed Res Int, 2013, 2013 : 425146.

16. Martin FP, Collino S, Rezzi S, et al.Metabolomic applications to decipher gut microbial metabolic influence in health and disease.Front Physiol, 2012, 3 : 113.

17. Mortha A, Chudnovskiy A, Hashimoto D, et al.Microbiota-dependent crosstalk between macrophages and ILC3 promotes intestinal homeostasis.Science, 2014, 343 (6178): 1249288.

18. Mowat AM, Agace WW.Regional specialization within the intestinal immune system.Nat Rev Immunol, 2014, 14 (10): 667-685.

19. Garn H, Neves JF, Blumberg RS, et al.Effect of barrier microbes on organ-based inflammation.J Allergy Clin Immunol, 2013, 131 (6): 1465-1478.

20. Wieland Brown LC, Penaranda C, Kashyap PC, et al.Production of α-galactosylceramide by a prominent member of the human gut microbiota. PLoS Biol, 2013, 11 (7): e1001610.

21. Barrett E, Ross RP, O'Toole PW, et al.γ-Aminobutyric acid production by culturable bacteria from the human intestine.J Appl Microbiol, 2012, 113 (2): 411-417.

22. Bravo JA, Forsythe P, Chew MV, et al.Ingestion of Lactobacillus strain regulates emotional behavior and central GABA receptor expression in a mouse via the vagus nerve.Proc Natl Acad Sci U S A, 2011, 108 (38): 16050-16055.

23. Kabouridis PS, Lasrado R, McCallum S, et al.Microbiota controls

the homeostasis of glial cells in the gut lamina propria.Neuron,2015,85 (2):
289-295.

24. Lee SH.Intestinal permeability regulation by tight junction : implication
on inflammatory bowel diseases.Intest Res, 2015, 13 (1): 11-18.

25. Negroni A, Cucchiara S, Stronati L.Apoptosis, Necrosis, and
Necroptosis in the Gut and Intestinal Homeostasis.Mediators Inflamm,
2015, 2015 : 250762.

26. Barmeyer C, Schulzke JD, Fromm M.Claudin-related intestinal
diseases.Semin Cell Dev Biol, 2015, 42 : 30-38.

27. Castoldi A, Favero de Aguiar C, Moraes-Vieira PM, et al.They
Must Hold Tight : Junction Proteins, Microbiota And Immunity In Intestinal
Mucosa.Curr Protein Pept Sci, 2015, 16 (7): 655-671.

28. Goll R, van Beelen Granlund A.Intestinal barrier homeostasis in
inflammatory bowel disease.Scand J Gastroenterol, 2015, 50 (1): 3-12.

29. Moldoveanu AC, Diculescu M, Braticevici CF.Cytokines in
inflammatory bowel disease.Rom J Intern Med, 2015, 53 (2): 118-127.

30. Duvallet E, Semerano L, Assier E, et al.Interleukin-23 : a key
cytokine in inflammatory diseases.Ann Med, 2011, 43 (7): 503-511.

31. Strober W, Asano N, Fuss I, et al.Cellular and molecular
mechanisms underlying NOD2 risk-associated polymorphisms in Crohn's
disease.Immunol Rev, 2014, 260 (1): 249-260.

32. Goto Y, Kiyono H.Epithelial barrier : an interface for the cross-
communication between gut flora and immune system.Immunol Rev, 2012,
245 (1): 147-163.

33. Chassaing B, Darfeuille-Michaud A.The commensal microbiota

and enteropathogens in the pathogenesis of inflammatory bowel diseases. Gastroenterology, 2011, 140 (6): 1720-1728.

34. Erickson AR, Cantarel BL, Lamendella R, et al.Integrated metagenomics/metaproteomics reveals human host-microbiota signatures of Crohn's disease.PLoS One, 2012, 7 (11): e49138.

35. Moon C, Baldridge MT, Wallace MA, et al.Vertically transmitted faecal IgA levels determine extra-chromosomal phenotypic variation.Nature, 2015, 521 (7550): 90-93.

36. Eltzschig HK, Carmeliet P.Hypoxia and inflammation.N Engl J Med, 2011, 364 (7): 656-665.

37. Zhao J, Shi P, Sun Y, et al.DHA protects against experimental colitis in IL-10-deficient mice associated with the modulation of intestinal epithelial barrier function.Br J Nutr, 2015, 114 (2): 181-188.

38. Florholmen J.Mucosal healing in the era of biologic agents in treatment of inflammatory bowel disease.Scand J Gastroenterol, 2015, 50 (1): 43-52.

39. Guo Y, Zhou G, He C, et al.Serum Levels of Lipopolysaccharide and 1, 3-β-D-Glucan Refer to the Severity in Patients with Crohn's Disease. Mediators Inflamm, 2015, 2015 : 843089.

40. Suskind DL, Brittnacher MJ, Wahbeh G, et al.Fecal microbial transplant effect on clinical outcomes and fecal microbiome in active Crohn's disease.Inflamm Bowel Dis, 2015, 21 (3): 556-563.

41. Allegretti JR, Hamilton MJ.Restoring the gut microbiome for the treatment of inflammatory bowel diseases.World J Gastroenterol, 2014, 20 (13): 3468-3474.

（苏婧玲　巴亚斯古楞　整理）

消化道黏膜状态与溃疡性结肠炎

溃疡性结肠炎（UC）好发于下段结肠以及直肠，病变主要累及相对表浅的结直肠黏膜层以及黏膜下层。常见的临床表现为腹泻、黏液脓血便以及腹痛，通常有反复发作-缓解的慢性病程演变，其病程漫长，可见于任何年龄段，但以青年最为多见。UC 的概念最早起源于 19 世纪中叶，由于在临床表现以及发病机制等方面 UC 和克罗恩病（CD）具有一定的共性，因而常常被合称为炎症性肠病（IBD）。相比于 CD，UC 在全世界内的发病率更高。同时，UC 更倾向于浅表肠黏膜的病变，相应的并发症也较 CD 更为少见，在多数患者中，整个病程相对较轻。在过去，IBD 研究者大多将注意力集中于 CD 的发病机制和干预策略的研究中，而相对忽视了 UC 的研究。在本文中将从病理生理学、临床特点和治疗等方面对 UC 的研究进展进行分析总结。

42. 溃疡性结肠炎在欧美国家发病率显著高于亚太地区，吸烟、阑尾手术是其保护性因素

进入工业社会后，IBD 在世界范围的发病率和患病率都呈显著上升的趋势。作为 IBD 的两个独立亚型，UC 较 CD 更为常见，其每年的发病率为（1.2～20.3）/10 万人，患病率为（7.6～246.0）/10 万人 [CD 的发病率为(0.03～15.6)/10 万人，患病率为（3.6～214.0)/10 万人]。在世界范围内，IBD 于北欧和北美地区发病率最高，而亚洲人群发病率则最低，同时亚洲也是 UC 和 CD 发病率相差最为明显的地区。有研究表明，吸烟、药物因素、心理压力、阑尾切除手术、高脂高糖饮食和 IBD 发生有着密切的关系。而这些因素中，吸烟和 20 岁以前接受阑尾手术是 UC 的保护因素，有吸烟史的 UC 患者通常病情较轻，而在 20 岁以前接受阑尾手术可以降低 UC 的发病率，但 CD 发病率升高。

43. 遗传基因型筛查还不能用于溃疡性结肠炎的风险评估

自从人类的第一个 IBD 相关的易感基因 *NOD2/CARD15* 被报道以来，有关 IBD 的相关基因型的研究，尤其是 UC 特异性相关基因的研究逐渐成了医学研究的热点问题。一项涉及了 6 个同类研究的荟萃分析显示，目前已知的 UC 相关可疑基因位点有 47 处，而这其中的 19 处为 UC 特异性，余下 28 处则是 CD 以及 UC 共同的相关基因位点。而基于现有的一些荟萃分析研究和独立研究，很多 UC 信号通路中的相关基因多态性也——被证实。例如，*ECM1*、*HNF4A*、*CDH1* 和 *LAMB1* 的风险位点突变可以提示肠上皮黏膜屏障功能的减退；*DAP* 风险位点突变可能影响了肠上皮细胞的凋亡、自噬水平；*PRDM1*、*IRF5* 和 *NKX2-3* 的风险位点突变则提示转录翻译失调。此外，白介素-23 通路中的多个基因（包括 *IL23R*、*JAK2*、*STAT3*、*IL12B* 和 *PTPN2*）也被证实同时介导了 UC 和 CD 的发生。而和其他免疫疾病相关的一些基因风险位点也被证实参与了 UC 的发生，比较有代表性的是 HLA-DR，以及 Th1、Th17 细胞分化相关基因 IL10、IL7R 和 IFN-γ 等。

综上，目前研究发现了一些 UC 相关的基因风险位点，但这些 UC 易感基因多为非特异性，因此，尽管目前多数学者认为 UC 具有和 CD 不同的遗传异质性，但限于目前的研究，遗传基因型筛查还不能用于 UC 的风险评估。

44. 肠道微生态紊乱是溃疡性结肠炎的重要发病机制

在正常生理状态下，正常的肠道微生态对人体的维生素合成、促进生长发育和物质代谢以及黏膜免疫防御功能都有重要的作用，是维系人体健康的必要因素，也是反映集体内环境稳态的一面镜子。肠道菌群的失调、菌群与机体间不良作用都可以导致肠道免疫屏障功能的紊乱。目前的研究证实，肠道免疫耐受的打破是 IBD 发生的重要病理机制。遗憾的是，尽管这一现象已经在炎症性肠病动物模型中得以证实，但目前只有极少的临床循证学证据对肠道微生态和 IBD 的相互关系进行了明确的阐述。目前也有学者提出，肠道菌群结构的改变和（或）黏膜免疫的紊乱有可能是导致 UC 的直接病因之一。

目前肠道微生态学关于 UC 发病机制的研究主要从肠道菌群的差异性、致病性和与宿主免疫功能的关系 3 个方面开展。首先，UC 患者的肠道菌群结构与健康人群存在显著差异。一项研究对比了 UC 发作期患者和健康者粪便中菌群的组成变化，结果提示，UC 患者中肠杆菌和肠球菌明显增加，而其他一些菌属包括原籍菌双歧杆菌、真杆菌、类杆菌和消化链球菌都明显减少，初步证实了 UC 患者与健康人群的肠道菌群结构在个别菌种上表现出显著差异。然而，限于目前的技术手段，实际人类肠道菌群中仅 10% 左右的种属可以通过体外培养的方式鉴别，观察可体外培养菌群的差异性远远不能反映真实状态下人体肠道微生态的复杂菌落变化情况。幸运的是，在 2012 年，人类微生物组计划（Human Microbiome Project）完成，这一巨大工程初步绘制了人体不同器官中微生物元基因组图谱，为今后解析微生物菌群结构变化的研究提供了最佳的参考标杆。

其次，肠道细菌结构的变化也被认为是 UC 发病的始动和持续因素。同样有研究发现，一些单一的特殊菌类与 UC 的发病有关，比如硫酸盐还原菌（sulfate reducing bacteria，SRB）被认为可以导致结肠黏膜炎性反应和损伤。在一项动物实验中，通过基因工程的方式敲除炎症重要因子 IL-10 或者 HLAB27 后，模式动物不会在无菌条件下形成肠道炎症，但转移到有菌条件下后，仍可诱发肠道炎症反应。以上研究结果证实了肠道细菌结构的变化是导致 UC 发病的始动和持续因素的可能性。

最后，肠道微生态的变化（菌群失调）还可能导致肠黏膜免疫耐受的打破，激活肠道炎症，从而导致 UC 的发生。在正常人肠黏膜局部免疫系统中，对自身的肠菌存在免疫耐受，而 UC 患者的这种耐受被打破。在模式动物被结肠炎模型中，加用细菌 CpGs 可以加重结肠炎的程度；相反，利用细菌 CpGs 预处理动物后在诱导结肠炎模型，相应的结肠炎程度则会减轻，提示细菌 CpGs 可能会诱导肠黏膜的免疫耐受，从而明显减轻结肠炎病情。以上研究结论证实，肠道正常细菌及其产物是诱导肠黏膜免疫耐受的重要因子，而当肠道微生态发生异常改变后，则可能诱发肠黏膜免疫系统功能的紊乱，导致 UC 发病或者加重 UC 的病情。

45. 结肠上皮细胞特异性可能是溃疡性结肠炎好发于结肠的决定因素

由于 UC 的炎症范围通常不累及小肠黏膜，而且多发生于毗邻的浅表结肠上皮中，因此结肠上皮细胞很可能是 UC 发病过程中的关键影响因素。研究提示，在 UC 发生的过程中，结肠上皮细胞的屏障功能和 PPAR-γ 下调密切相关，而它是炎症调控的一种重要核受体。在 CD 和 UC 患者中，结肠上皮细胞激活抑制 CD8 阳性 T 细胞的能力都受到了影响，但这也很可能是免疫反应紊乱的一个继发效应。XPB1 是一个与结肠上皮细胞功能密切相关的基因，可以调控结肠上皮细胞的内质网应激反应，目前研究也发现其突变和 IBD 的发生存在一定联系。

综上，目前的研究者认为，结肠上皮细胞自身的一些特性是导致 UC 发生的重要影响因素之一。自身免疫同样在 UC 的发生中有着重要作用。除了特征性的 pANCA 升高，UC 患者中循环 IgG1 的水平也会出现升高，而这一抗体不仅仅针对结肠上皮细胞抗原，其同样和皮肤、眼睛、关节以及胆管上皮抗原发生反应，而这也可能是 UC 全身反应的病理机制之一。研究还发现，UC 中 IgG1 的直接靶向抗原很可能是一种被称为 Tropomyosin 5 的结构蛋白。限于目前的研究，UC 发生发展中抗体所介导的经典免疫反应的具体机制还有待于进一步的研究。

46. 目前新型生物制剂及干细胞疗法的出现，有可能翻开溃疡性结肠炎治疗的新篇章

根据目前的指南，UC 治疗方案的选择依照病情轻重（轻度、中度、重度）、病变范围（直肠型、左半结肠型、广泛结肠型、全结肠型）、预后随访结果及患者意愿而异。UC 的治疗目标为：诱导并维持临床缓解及黏膜愈合，防止

相关的并发症发生，最大限度地改善 UC 患者的生存质量。目前应用于临床的治疗药物包括氨基水杨酸制剂、免疫抑制剂、激素，以及近年研发的各类生物制剂。而目前新型生物制剂以及干细胞疗法的出现，有可能翻开 UC 治疗的新篇章。

47. 常规药物制剂依然是目前国内治疗溃疡性结肠炎的主要手段

（1）氨基酸水杨酸类：水杨酸偶氮磺胺吡啶（SASP）是治疗 UC 的经典药物，其自身并无治疗活性，但可以在肠道中分解为 5-氨基水杨酸（5-ASA）和磺胺吡啶，其中 5-ASA 为治疗的有效成分。SASP 治疗 UC 缓解率达 80% 以上，但由于在肠道中分解的副产物的存在，恶心、呕吐、头痛、纳差等不良反应发生率较高。SASP 主要应用于轻、中度 UC 的诱导和维持治疗，其作用机制在于抑制花生四烯酸（AA）代谢，从而抑制其下游的炎症因子，发挥抗炎作用。SASP 是价廉有效的药物，多项荟萃分析认为，用于维持缓解治疗 UC 其优越性更大，但较多患者在服药剂量偏大时，可能产生诸多不良反应。

近年来在 SASP 的基础上研制了一些新型 5-ASA 制剂，主要包括：①缓释或控释剂型，如外裹 pH 依赖型

包衣 5-ASA 药物，代表为亚萨科（asacol）和莎尔福
（salofalk），这两者在口服后，在回肠以下的 pH 环境中
释放而发挥作用；或以特殊材质进行包裹，如颇得斯安
（pentasa），减慢药物的在肠道中分解，保证大部分的药
物在结肠中释放。②奥沙拉嗪（olsalazine），其特殊理化
性质使其在胃和小肠中保持相对稳定，到达结肠后才被结
肠内细菌分裂，释放出两个分子的 5-ASA，在结肠中发
挥抗炎作用，而降低对胃、小肠的刺激，减少相应的不良
反应，对活动性轻中度 UC 疗效较好。③美沙拉嗪多基质
系统（MMS）片剂，采用微粒型、高浓度美沙拉嗪剂型，
减慢药物释放，达到减少服用次数，使得患者依从性得到
提高。各种剂型发挥局部抗炎作用而不良反应极少，给患
者提供更多选择。高剂量 5-ASA 可延长维持缓解的时间，
同时不增加不良反应的发生率。因此，有学者建议应用高
剂量 5-ASA 进行维持缓解治疗。虽然新型 5-ASA 剂型的
疗效优于 SASP，但由于价格因素，在第三世界国家尚不
能完全取代 SASP 进行推广。

（2）糖皮质激素：糖皮质激素是抑制 UC 急性活动性
炎症最为有效的药物之一，近期疗效好，有效率为 90%。
对控制中、重度活动期 UC 特别有效，但无维持效果，常
与氨基水杨酸类药物合用。近年应用的新型制剂有布地奈

德、二丙酸倍氯松、巯氢可的松、巯基可的松异戊酸醋等，但不论是新剂型还是传统糖皮质激素药物，长期应用都容易产生不良反应，包括糖脂代谢紊乱、骨质疏松等，而且对 UC 复发无明显缓解作用。因此，这类药物比较适用于 UC 急性活动期的诱导缓解治疗，症状好转后应逐渐减量至停药，而不建议应用于 UC 的维持治疗。

（3）免疫抑制剂：常用的免疫抑制剂有硫唑嘌呤（AZA）和 6-巯基嘌呤（6-IMP）。AZA 能有效诱导和维持缓解，并减少对激素的依赖和耐药，但由于其特性，常常在用药 2～3 个月内才能达到期望的治疗效果，可以和激素或氨基水杨酸共同使用，直到激素逐渐减量。AZA 的最主要不良反应是骨髓抑制，在临床上不作为一线药物使用；其与氨基水杨酸制剂合用，可能会增加骨髓抑制的毒性。新型免疫抑制剂有：①环孢素 A（CsA）：一种具有强免疫抑制作用的脂溶性多肽，可竞争性结合神经钙蛋白，抑制 T 细胞生长和 IgE 信号途径，抑制 Th 细胞，减少 IL-2 等细胞因子产生，无骨髓抑制的不良反应，静滴治疗难治性重症 UC 病例可起到及时缓解病情的效果，是 GCS 安全、有效的替代治疗药物，可明显降低 UC 手术率与病死率。目前其已作为重症 UC 抢救治疗措施被纳入指南，但此药也有高血压、肾毒性、抽搐及肺纤维化等不良反应，用药期间应密切监测血药浓度及血生化等指标。②他克莫司（FK506）：可抑制 T 细胞和巨噬细胞的活性，并减少炎症因子的释放，从而改善结肠炎症。临床多用于顽固性病例及对 AZA、6-1 MP 抵抗或英夫利昔诱导缓解后使用。头痛、恶心、肌痉挛与感觉异常为其主要不良反应。

（4）微生态制剂：如上文所述，肠道微环境紊乱和肠黏膜免疫耐受被打破是 UC 肠道验证的主要刺激因素，微生态制剂可改善肠道微环境紊乱，通过补充益生菌以抑制有害病菌的生长，达到控制肠道炎症及维持缓解的目的，有利于 UC 的治疗。微生态制剂主要包括益生菌、益生元和合生元制剂。微生态疗法安全、有效，无明显不良反应，作为 UC 的辅助用药其临床应用前景良好。

（5）维生素：维生素 E 为抗氧化剂及自由基清除剂；维生素 D 可影响机体的固有免疫，对抑制 UC 的炎症反应有一定作用。治疗时增加维生素 D 和维生素 E 的摄入量有利于病情缓解。

48. 以英夫利昔单抗为代表的生物制剂是常规治疗无效的溃疡性结肠炎的首选方案

（1）抗炎细胞因子抗体制剂：肿瘤坏死因子-α（TNF-α）是人体内一种重要促炎症细胞因子，与 UC 发病关系非常密切。抑制 TNF-α 的表达可以显著改善 UC 的症状。目前用于治疗 UC 的抗 TNF-α 制剂主要有英夫利昔（IFX）和阿达木（ADA）。IFX 是一种人-鼠嵌合型 TNF-α 的单克隆抗体，对激素及免疫抑制剂无效或不能耐受的中、重度 UC 患者均有效，目前为 UC 的二线治疗药物，其应用是近 10 年来 UC 治疗方面的重要里程碑。ADA 则是一种纯人源化抗 TNF-α 的 IgG 单抗，作用机制和 IFX 相似，目前在我国正处于二期临床试验。有研究报道 ADA 诱导糖皮质激素或免疫抑制剂治疗失败的中、重度活动期 UC 患者是安全有效的，过敏反应相对少见。

（2）抗 IL-2 受体抗体制剂：已研制的抗 IL-2 受体（IL-2R）抗体有达利珠单抗（Daclizumab）和巴利昔单抗（Basiliximab）。达利珠单抗为人源性单克隆抗体，与 IL-2 竞争结合 IL-2R，阻断 IL-2 的生物学效应，临床症状改善先于内镜和组织学表现的改善。巴利昔单抗则是针对 IL-2R 的嵌合性单克隆抗体，作用机制同达利珠单抗，与糖皮质激素联合使用能增加其疗效。

（3）抗 T 细胞制剂：抗 CD3 单抗是一种人源性抗 CD3 单克隆抗体，它可以和 CD3 特异性结合，可选择性诱导活化的 T 细胞凋亡，对激素抵抗性的 UC 有一定疗效。由于其可以诱导 T 细胞凋亡，可能会引起一过性 T 细胞减少等。

49. 白细胞分离法可以减轻溃疡性结肠炎的自身免疫反应

大量临床证据表明，UC 发病与循环可溶性免疫复合物异常激活伴随中性粒细胞和单核细胞数升高有关。因此选择性白细胞分离方法（LCAP）应运而生。早期 LCAP 治疗多用于治疗中、重度且激素耐药或依赖的 UC 患者。

50. 干细胞治疗可以通过促进肠道黏膜修复治疗溃疡性结肠炎

UC 主要以结肠黏膜弥漫性损害为特点，修复损伤的结肠黏膜是治疗关键。研究表明，结肠黏膜的再生和修复依赖于结肠黏膜干细胞，而非固有的成熟体细胞。UC 患者结肠黏膜干细胞的功能受到抑制，影响了结肠黏膜的修复，使得炎症迁延。一般认为，结肠黏膜干细胞很可能来源于骨髓干细胞，但由于 UC 病变可能影响骨髓干细胞功能而降低其移植效果，同时骨髓干细胞的获取相对创伤也较大，目前常用脐带血干细胞进行移植治疗。脐带血比骨髓更为原始，脐带血的干细胞自我繁殖能力最强，繁殖速度最快，而且脐带血干细胞用作细胞治疗时可以忽略人类组织相容性抗原（HLA）的配型问题。

51. 介入治疗为内科治疗无效的病例提供了一种新的方法

经右侧股动脉穿刺插管将给药导管送入肠系膜下动脉的指定区域，穿刺定位成功后，向特定位置注射或泵入抗炎药物、抑制免疫反应的糖皮质激素及营养药物，可使药物直接到达局部起效。介入治疗 UC 的优点：可以定点局部给药，使得病变部位药物浓度高，作用直接、迅速，效力远远高于静脉或者口服给药，尤其对于内科治疗无效的病例提供了一种新的方法。

52. 外科切除病变结肠对缓解和控制肠外症状很有价值

有危及生命的并发症如大出血、穿孔、癌变及高度疑为癌变是外科手术治疗的绝对适应证，需急诊手术治疗。切除病变结肠对缓解和控制肠外症状很有价值。目前 UC 的主要术式有：①结肠部分切除；②全结肠直肠切除、回肠造口；③全结肠切除、回肠、直肠吻合；④回肠贮袋肛管吻合术 (IPAA)。

53. 溃疡性结肠炎诊治的一些思考与展望

在临床工作中，UC 的诊断一般较为简单，对于轻中度 UC 患者来说，升阶梯的治疗策略也较被众人所推崇。然而，目前 UC 的研究仍存在不少挑战和疑问：① UC 的炎症病变为何仅仅限于黏膜层？②结肠上皮细胞是否为 UC 过程中免疫反应的特异性靶向目标？③肠道菌群和炎症反应的具体机制？

病程迁延以及术后 UC 患者的结肠癌变危险性会大大增加，应注意随访，推荐对病程 8～10 年以上的广泛性或全结肠炎和病程 30～40 年以上的左半结肠炎、直肠乙状结肠炎患者，至少两年 1 次行监测性结肠镜检查。尽管肠镜联合病理是目前 UC 随诊的首选方式，非创性的生物标志物的研发仍是目前 UC 研究亟待解决的问题。此外，由于种种原因，目前 UC 在临床上的常见问题还在于多数 UC 患者服药剂量都未达最佳标准（尤其是氨基水杨酸制剂）、激素使用疗程过长等。国外文献报道，多数适合结肠切除手术的患者常常会由于个人意愿问题耽误最佳的手术时机。

生物制剂的使用是近年 IBD 治疗的重要突破之一，在循证学依据方面，IFX 的临床研究证据最为充分，但其在

UC 中具体的应用方案和时机选择仍存在争议。目前认为，中、重度活动性的 UC 患者可以从 IFX 治疗中获益，激素依赖性 UC 患者通常会联合使用硫唑嘌呤，但联合硫唑嘌呤和 IFX 治疗是否优于单用尚不确定。在应用 IFX 治疗前，应考虑 IPAA 术，对于 IFX 治疗无应答者常常需要外科干预。2011 年 FDA 扩大了 IFX 治疗 UC 的使用范围，批准其用于 6 岁以上对常规治疗应答不佳的中至重度活动性 UC 儿童患者。作为另一个 TNF-α 靶向治疗制剂，ADA 在 2012 年被 FDA 批准用于 UC 治疗，而目前国内 ADA 尚处于临床试验阶段。除了 TNF-α 靶向治疗制剂，目前其他靶向制剂也处于开放、临床试验阶段。

尽管生物制剂在治疗 UC 中有着较好的应用前景，其仍然存在不少的问题，比如高昂的医疗费用和一些潜在的不良反应风险。为此，研究者在不同的道路上也做出了很多尝试。白细胞去除疗法通过血液体外循环，选择性吸附 UC 相关的炎症细胞，减少循环中的促炎细胞因子，从而控制 UC 的发生发展。近年来，这一技术已被多个国家应用，显示出良好的临床疗效。此外，肠黏膜被破坏和 UC 的发生有着重要的联系，肠道干细胞的增殖和分化与多种细胞因子作用有关。脐带血干细胞移植治疗 IBD 是最近出现的一种新型治疗方法，自体与异体移植均有较好的临床

疗效，可以促进局部肠黏膜的修复，使得炎症达到缓解的
目的。

参考文献

1. Danese S, Fiocchi C.Ulcerative colitis.N Engl J Med, 2011, 365 (18)：1713-1725.

2. Kostic AD, Xavier RJ, Gevers D.The microbiome in inflammatory bowel disease：current status and the future ahead.Gastroenterology, 2014, 146 (6)：1489-1499.

3. Ng SC, Bernstein CN, Vatn MH, et al.Geographical variability and environmental risk factors in inflammatory bowel disease.Gut, 2013, 62 (4)：630-649.

4. Ahuja V, Tandon RK.Inflammatory bowel disease in the Asia-Pacific area：a comparison with developed countries and regional differences.J Dig Dis, 2010, 11 (3)：134-147.

5. Cleynen I, González JR, Figueroa C, et al.Genetic factors conferring an increased susceptibility to develop Crohn's disease also influence disease phenotype：results from the IBDchip European Project. Gut, 2013, 62 (11)：1556-1565.

6. Couturier-Maillard A, Secher T, Rehman A, et al.NOD2-mediated dysbiosis predisposes mice to transmissible colitis and colorectal cancer.J Clin Invest, 2013, 123 (2)：700-711.

7. Knights D, Lassen KG, Xavier RJ.Advances in inflammatory bowel disease pathogenesis：linking host genetics and the microbiome.Gut, 2013,

62（10）：1505-1510.

8. Anderson CA，Boucher G，Lees CW，et al.Meta-analysis identifies 29 additional ulcerative colitis risk loci，increasing the number of confirmed associations to 47.Nat Genet，2011，43（3）：246-252.

9. Lees CW，Barrett JC，Parkes M，et al.New IBD genetics：common pathways with other diseases.Gut，2011，60（12）：1739-1753.

10. van Sommeren S，Visschedijk MC，Festen EA，et al.HNF4α and CDH1 are associated with ulcerative colitis in a Dutch cohort.Inflamm Bowel Dis，2011，17（8）：1714-1718.

11. Anderson CA，Boucher G，Lees CW，et al.Meta-analysis identifies 29 additional ulcerative colitis risk loci，increasing the number of confirmed associations to 47.Nat Genet，2011，43（3）：246-252.

12. Abraham C，Medzhitov R.Interactions between the host innate immune system and microbes in inflammatory bowel disease. Gastroenterology，2011，140（6）：1729-1737.

13. Qin J，Li R，Raes J，et al.A human gut microbial gene catalogue established by metagenomic sequencing.Nature，2010，464（7285）：59-65.

14. Human Microbiome Project Consortium.A framework for human microbiome research.Nature，2012，486（7402）：215-221.

15. Singh UP，Murphy AE，Enos RT，et al.miR-155 deficiency protects mice from experimental colitis by reducing T helper type 1/type 17 responses.Immunology，2014，143（3）：478-489.

16. Verstreken I，Laleman W，Wauters G，et al.Desulfovibrio desulfuricans bacteremia in an immunocompromised host with a liver graft

and ulcerative colitis.J Clin Microbiol, 2012, 50 (1): 199-201.

17. Lorén V, Cabré E, Ojanguren I, et al.Interleukin-10 Enhances the Intestinal Epithelial Barrier in the Presence of Corticosteroids through p38 MAPK Activity in Caco-2 Monolayers : A Possible Mechanism for Steroid Responsiveness in Ulcerative Colitis.PLoS One, 2015, 10 (6): e0130921.

18. Liu WX, Zhou F, Wang Y, et al.Voluntary exercise protects against ulcerative colitis by up-regulating glucocorticoid-mediated PPAR-γ activity in the colon in mice.Acta Physiol (Oxf), 2015, 215 (1): 24-36.

19. Lord J, Chen J, Thirlby RC, et al.T-cell receptor sequencing reveals the clonal diversity and overlap of colonic effector and FOXP3+ T cells in ulcerative colitis.Inflamm Bowel Dis, 2015, 21 (1): 19-30.

20. Dignass A, Lindsay JO, Sturm A, et al.Second European evidence-based consensus on the diagnosis and management of ulcerative colitis Part 2 : Current management (Spanish version) .Rev Gastroenterol Mex, 2015, 80 (1): 32-73.

21. Kornbluth A, Sachar DB, Practice Parameters Committee of the American College of Gastroenterology.Ulcerative colitis practice guidelines in adults : American College Of Gastroenterology, Practice Parameters Committee.Am J Gastroenterol, 2010, 105 (3): 501-523; quiz 524.

22. Abinusawa A, Tenjarla S.Release of 5-Aminosalicylic Acid (5-ASA) from Mesalamine Formulations at Various pH Levels.Adv Ther,2015,32(5): 477-484.

23. Osterman MT, Aberra FN, Cross R, et al.Mesalamine dose escalation reduces fecal calprotectin in patients with quiescent ulcerative colitis.Clin Gastroenterol Hepatol, 2014, 12 (11): 1887-1893.

24. Takeshima F, Matsumura M, Makiyama K, et al.Efficacy of long-term 4.0 g/day mesalazine (Pentasa) for maintenance therapy in ulcerative colitis.Med Sci Monit, 2014, 20：1314-1318.

25. Méndez-Lucio O, Tran J, Medina-Franco JL, et al.Toward drug repurposing in epigenetics：olsalazine as a hypomethylating compound active in a cellular context.ChemMedChem, 2014, 9 (3)：560-565.

26. Kawakami K, Inoue T, Murano M, et al.Effects of oral tacrolimus as a rapid induction therapy in ulcerative colitis.World J Gastroenterol, 2015, 21 (6)：1880-1886.

27. Ung V, Thanh NX, Wong K, et al.Real-life treatment paradigms show infliximab is cost-effective for management of ulcerative colitis.Clin Gastroenterol Hepatol, 2014, 12 (11)：1871-1888.

28. Okuyama Y, Andoh A, Nishishita M, et al.Multicenter prospective study for clinical and endoscopic efficacies of leukocytapheresis therapy in patients with ulcerative colitis.Scand J Gastroenterol,2013,48(4)：412-418.

29. 吴小平. 2012 中国炎症性肠病诊断与治疗的共识意见解读（溃疡性结肠炎部分）.临床内科杂志，2015，32（1)：70-71.

（宋阳　巴亚斯古楞　整理）

胃食管反流病研究进展

胃食管反流病（gastro esophageal reflux disease，GERD）是一种常见的疾病，根据 2013 年美国胃肠病学协会《胃食管反流病诊断与治疗指南》，GERD 定义为"胃内容物反流入食管、口腔或肺所引起的症状和（或）并发症"。其临床表现多样，胃灼热和反流是其典型表现。此外，GERD 患者还可出现胸痛、咳嗽、咽炎等食管外症状，并可因夜间胃灼热和反流引起睡眠障碍。依据内镜检查结果，GERD 可以分为糜烂性食管炎（erosive esophagitis，EE）、非糜烂性胃食管反流病（non-erosive gastroesophageal reflux disease，NERD）、Barrett 食管（Barrett's esophagus，BE）三类。

54. 胃食管反流病患病率上升，其并发症与年龄、种族、地域有关

GERD 的患病率在全球呈上升趋势。来自于 28 个关于 GERD 的流行病学研究表明，北美人群 GERD 的患病率为 18.1% ～ 27.8%，欧洲人群患病率为 8.8% ～ 25.9%，东亚人群的患病率为 2.5% ～ 7.8%，中东人群的患病率为 8.7% ～ 33.1%，澳大利亚的患病率为 11.6%，南美的患病率为 23%。与 1995 年之前的研究结果相比，GERD 的患病率在美国、欧洲及东亚地区上升了约 50%。GERD 并不只在成人中发生，对低龄患者也是严重的负担。调查表明，2000—2005 年，美国幼儿的 GERD 年发病率从 3.4% 升至 12.3%，而儿童及青少年的年发病率则升高了 30% ～ 50%。

GERD 相关并发症的分布与年龄、种族、地域有关。就典型的 GERD 症状而言，男性与女性、西方国家与东方国家、白色人种与非白色人种所占比例相似；但就食管炎、Barrett 食管及食管腺癌而言，男性、西方国家人口及白色人种所占比例明显升高。研究表明，GERD 发病越早，发生 Barrett 食管的可能性越大。如果频发 GERD 症状（至少每周均有发作）首次出现时年龄 < 30 岁，Barrett 食管的患病风险明显升高（OR=15.1，95% CI 7.91 ～ 28.8）。

55. 幽门螺杆菌是胃食管反流病的保护因素，质子泵抑制剂治疗不是导致食管腺癌的危险因素

目前认为，Hp 感染对食管炎、Barrett 食管及食管腺癌而言是保护因素。Cag-A 阳性的菌株对食管癌的保护作用更强（*OR*=0.41，95% *CI* 0.28 ~ 0.62）。Hp 感染的高发地区与人群（如黑人）往往存在较低的 Barrett 食管及食管腺癌发病率。这可能与 Hp 感染诱发慢性胃炎，引起黏膜腺体萎缩，导致胃酸分泌减少，从而减轻食管酸暴露有关。

与 GERD 患病率升高一致的是近 20 年来质子泵抑制剂（PPI）使用率的明显升高。虽然少数动物实验提示，PPI 的使用可能促进 BE 与食管腺癌的发生，但一项纳入了 2813 例 GERD 患者的 Meta 分析表明，PPI 的使用可以明显降低食管腺癌及高级别不典型增生的 BE 的发病风险，而且纳入的研究均无 PPI 使用可增加食管腺癌发病风险的证据。PPI 的使用不是发生食管腺癌的危险因素。

56. 胃食管反流病诊断技术进展的优缺点

一般认为，如患者存在典型的胃灼热或反流症状，即可初步判断为 GERD，并试验性运用 PPI 治疗。但是 PPI

试验性治疗有其局限性，其灵敏度为 78%，特异性仅为 54%。GERD 患者存在许多超微结构的病变。其中，细胞间隙增宽（dilated intercellular spaces，DIS）是常见的组织学改变。PPI 治疗不仅可以促进食管炎的愈合，也能促进 GERD 患者的 DIS 恢复正常，从而减轻反流物的刺激，促进症状缓解。其机制可能在于将毒性较强的酸反流转变为非酸反流，但并不减少反流次数。DIS 可能是评价 GERD 患者食管黏膜损伤及愈合的合适的组织学标记。但组织病理学检查毕竟是有创操作，而且也存在局限性。它的观察结果可能会因活检部位的不同而发生改变。如在近端食管取材，超过 50% 的 GERD 患者组织学上无明显改变。如取材部位靠近 Z 线，虽然可以提高诊断的敏感性，但特异性明显下降，此时在健康人群中也可观察到轻度的病变。

57.24 小时多通道腔内阻抗测量 pH 是提高胃食管反流病检出率的有效方法

多通道腔内阻抗测量（multichannel intraluminal impedance，MII）是一项近年来广泛开展的技术。它通过测量食管电阻的改变，可以有效感知液体或气体的反流运动。气体含有较少离子，阻抗值较高，液体含有较多离子，阻抗较基线值下降。它不仅可以发现非酸反流，而且可以协助判断反流与症状之间是否相关，与 24 小时 pH 监测相结合，有利于提高 GERD 的检出率。

难治性 GERD 目前已成为困扰消化科医师的常见问题。近年一项调查显示，为了缓解症状，22%～29% 的患者每日需要服用至少 2 次 PPI，42.1% 的患者在服用 PPI 的同时选择加用其他抗酸药。但难治性 GERD 目前尚无统一的定义。有研究认为，每日 1 次标准剂量 PPI 治疗后仍有症状的即为难治性 GERD；也有学者认为，经过 4～8 周双倍剂量 PPI 治疗，症状改善小于 50%，可称为难治性 GERD。也有研究提示，有必要将 PPI 诊断治疗的时间延长至 12 周。对于此类患者，24 小时 MII-pH 监测在分型与确定治疗方案方面具有重要的作用。

根据 24 小时 MII-pH 监测结果，疑诊难治性 GERD 的患者可以分为以下四组：①存在病理性酸反流，且症状与反流相关。这是典型的 GERD 患者，可能对更高剂量的 PPI 及抗反流手术应答良好。②不存在病理性酸反流，但症状与反流相关。这类患者症状产生的原因可能与食管高敏有关，此时可采用三环类抗抑郁药（tricyclic antidepressant，TCA）与选择性 5- 羟色胺再摄取抑制剂（selective serotonin reuptake inhibitor，SSRIs）治疗。③存在病理性酸反流，但症状与反流无关。这是一类特殊的 GERD 患者，他们的症状是治疗的难点。虽然抗反流手术可能有效，但证据等级较低。④无病理性酸反流的证据，症状与反流无关。这类患者目前被归于功能性胃灼热的范围，手术治疗效果差，需考虑精神心理因素与症状潜在的关联性，并制订相应的治疗方案。

正是由于 24 小时 MII-pH 监测在 GERD 分型方面的优势，它往往被作为诊断 GERD 的首选方法。但放置监测导管毕竟是有创操作，患者有时难以耐受，且监测数据存在日间变异。新近有研究提示，采用 Bravo 无线胶囊技术进行 48 小时食管监测，可以降低患者的不适感，减少对患者睡眠与常规活动的干扰，且其诊断的准确性高于目前的监测方法。部分患者第一天的监测数据正常，而根据第二天的数据即可诊断为 GERD。此项技术如能得到广泛运用，必将有利于提高 GERD 的检出率。

58. 高精度食管测压有利于评估胃食管反流病患者胃食管交界处的屏障功能

高精度食管测压（high-resolution manometry，HRM）是一项近年来广泛运用于临床的诊断食管动力障碍的技术，具有直观、细致、信号高保真、可重复性好的优点，在测压技术发展史上具有里程碑的意义。HRM 可以将整段食管的压力信号同步呈现在显示器上，测量时无需反复牵拉，对于胃食管交界（esophagogastric junction，EGJ）的定位更加快速简单。与内镜检查相比，HRM 诊断食管裂孔疝的特异性更高，在鉴别一过性食管下段括约肌松弛（transient lower esophageal sphincter relaxation，tLESR）方面具备较高的敏感性与更好的观察者间一致性。整合松弛压（integrated relaxation pressure，IRP）是评估胃食管交界松弛功能的重要指标，也是芝加哥分类标准制定的基础。IRP 反映的是吞咽引起食管下段括约肌松弛后的残余压力，主要用于筛查是否存在可引起类似 GERD 症状的 EGJ 解剖或功能异常，如食管狭窄或黏膜下浸润等导致的出口梗阻或贲门失弛缓等疾病，也可用于抗反流手术的术前评估，指导手术方式的选择。

EGJ 的屏障功能在抗反流防御机制中具有重要的地位。F.Nicodeme 等最近采用一种新的 HRM 参数用以评估 EGJ 静息时的屏障功能，称为胃食管交界收缩积分（esophagogastric junction contractile integral，EGJ-CI）。该参数整合了收缩长度与收缩幅度两个因素，排除了呼吸频率的影响，能更准确地反映胃食管交界抗反流屏障的作用。根据 Gor P 等与 Tolone S 的报道，EGJ-CI 可用于 GERD 与健康人群、GERD 与功能性胃灼热患者的区分，但其敏感性与特异性尚不令人满意。EGJ-CI 的运用可以为 HRM 测量增加一个有益的参数，但其临床价值仍需接受进一步的验证。

59. 海藻酸可作为胃食管反流病治疗的新药物

"酸袋"是关于胃食管反流病发病机制较新的概念，指的是餐后出现于胃食管交界远端的高酸现象，发生于餐后15 分钟，可持续至餐后 90 分钟。"酸袋"的出现目前认为与进食后近端胃酸分泌增多，且逃逸了食物的缓冲作用有关。食管裂孔疝可增加"酸袋"的长度。由于"酸袋"在餐后反流和反流症状的发病机制上具有重要的作用，因此成为 GERD 治疗新的目标。海藻酸是一种来源于海藻的多糖，与水结合形成黏胶，可漂浮于近端胃，产生"筏"的作用，可以减少反流。多项研究表明，海藻酸盐与抗酸剂结合，可以有效中和胃酸，抑制"酸袋"的形成。

60. 增强胃食管交界处抗反流能力的微创技术是治疗难治性胃食管反流病的有效方法

（1）"磁环"：Robert A 等的一项研究指出，一种安装于食管下括约肌外周的"磁环"可以有效改善括约肌的屏障功能，有利于缓解 GERD。磁环由一系列相互吸引的磁珠串联而成，与食管外径相符，具有延展性，不会挤压下层肌肉，不改变食管裂孔与胃的解剖结构，也不会对吞咽、嗳气、呕吐等行为构成阻碍。该装置应由曾做过胃底折叠术的有经验医师经腹腔镜置入。

评价治疗成功的主要终点为术后 1 年食管酸暴露水平恢复正常或较基线下降至少 50%；次要终点为术后 1 年患者生活质量（QOL）改善 50% 以上，PPI 用量至少减少 50%。

总体患者中，64% 达到了主要终点。完善 pH 监测的患者，这一比例为 67%（其中 64% 的患者酸暴露水平较基线下降 50% 以上，58% 的患者酸暴露水平恢复正常）。92% 的患者生活质量与无 PPI 治疗的基线水平相比，提高 50% 以上；与 PPI 治疗时的基线水平相比，术后 1 年的达标率为 73%。93% 的患者 PPI 的日均用量下降了 50% 以上。

未采用 PPI 治疗时，患者的基线中位生活质量评分为 27，运用 PPI 治疗时该分值为 11（分值越高提示症状越重）。术后 3 年的中位评分为 2。对反流症状的改善感到满意的患者术后第 1 年有 95%，第 2 年为 90%，第 3 年为 94%，而 PPI 治疗时的基线水平只有 13%。患者未运用 PPI 治疗时，食管近端 pH < 4 的时间中位百分比为 10.9%，术后下降为 3.3%。86% 的患者在术后第 1 年无需继续服用 PPI，这

一比例在第 2 年和第 3 年均为 87%。术前 57% 的患者存在中–重度反流症状，术后第 1 年该比例下降为 2%，在随后的两年中该比例为 1%。

术后最常见的不良反应是吞咽困难，见于 68% 的患者。本次研究中，3 例患者因为持续的吞咽困难而在术后 3 个月内去除装置。迄今为止，尚未有"磁化圈"安装后发生移位或食管腐蚀的报道。该研究的不足之处在于缺乏对照，针对安全性和疗效持久性的随访期较短。因此，有必要进一步进行具有合适对照者的前瞻性实验。

（2）食管下段括约肌射频治疗（Stretta 方法）：食管下段括约肌射频治疗是一种治疗 GERD 的微创方法。它采用低功率、低温射频能量，可以促进食管下段括约肌胶原组织增生，增加食管下段括约肌的厚度和压力，并且可以阻断神经传导通路，减少一过性食管下括约肌松弛。最近，Mark Noar 等的一项研究表明，Stretta 法对 GERD 患者具有安全、持久的疗效。

此项研究随访 10 年，其主要终点为 70% 以上患者的生活质量恢复正常，次要终点为 PPI 的使用量减少 50% 以上，患者的满意度改善 60% 以上。治疗成功的目标为 50% 以上的患者达到了次要终点。

总体患者中，72% 达到了主要终点。64% 的患者 PPI

使用量减少了 50% 以上，41% 的患者不必再使用 PPI 治疗，54% 的患者满意度提高了 60% 以上，85% 接受活检的 Barrett 食管患者病变有所消退。术后最常见的不良反应为短暂性胸痛，本次研究未发现进展为食管癌的患者。

作为一种有效治疗难治性 GERD 的非外科手术疗法，Stretta 最近得到了美国胃肠内镜外科医师协会最高级别的推荐，并被美国胃肠内镜学会纳入《胃食管反流病内镜管理指南》。

（3）经口胃底折叠术（TF）：难治性 GERD 是消化科医师面临的难题，大约 40% 的患者无法从 PPI 治疗中获益。因此，有必要寻找其他的治疗方法。最近，John G. Hunter 等报道，与服用 PPI 相比，经口胃底折叠术（transoralesophagogastric fundoplication，TF）能更有效地消除难治性 GERD 引起的反流症状。

TF 的操作包括在 Z 线进行经口胃-胃底折叠，长度为 3cm，圆周角度为 180°～270°。患者随机分配至 TF+ 术后安慰剂组与假手术 + 术后 PPI 治疗组。患者随访 6 个月，分别在术后第 2 周、第 12 周、第 26 周进行重新评估。研究的主要终点为"恼人的反流症状"消失（根据蒙特利尔共识，"恼人的症状"包括每周 2 天以上的轻度症状，或每周 1 天以上的中度或严重症状）；次要终点主要包括食管酸暴露程度减轻或治疗失败。

研究结果表明，与 PPI 治疗相比，更多患者可以从 TF 术中获益（67% *vs.* 45%，*P*=0.023）。在 3 个月时，对照组有 36% 的患者对治疗无应答，而 TF 组只有 11%，两者差异显著（*P*=0.004）。48 小时食管 pH 监测表明，TF 组患者术前食管酸暴露百分比时间（acid exposure time，AET%）平均值为 9.3%，术后平均值为 6.3%，食管酸暴露程度有明显改善（*P* < 0.001），而假手术组的差异并不显著（术前 8.6% *vs.* 术后 8.9%）。本次研究中，只有极少患者出现严重的并发症。

本次的全部患者均满足食管裂孔疝 ≤ 2cm。笔者认为，对于食管裂孔疝 > 2cm 的患者，如存在难治性症状，有必要行腹腔镜下胃底折叠术。综上所述，经口胃底折叠术是一种治疗难治性 GERD 的有效方法。但本方法在欧美采用不足 10 年，其不良反应及长远疗效仍需进一步临床研究。

（4）食管下段括约肌间歇性电刺激（LES-EST）：电刺激治疗（electrical stimulation therapy，EST）已经成功运用于如胃轻瘫、粪便失禁等胃肠功能紊乱疾病的治疗。对于难治性 GERD 患者，如无意愿接受传统的抗反流手术，此种方法可以作为一种可能的选择。

Leonardo 等对 25 例 GERD 患者采用 LES-EST 治疗，

最终有 21 例完成了 2 年的随访。其纳入标准为不使用 PPI
治疗时患者的健康相关生活质量评分（HRQL）≥ 20，食
管酸暴露百分比时间 AET% > 5%，食管裂孔疝 ≤ 3cm，
食管炎洛杉矶分级为 C 级或 C 级以下。双相电极经腹腔
镜手术置于食管腹段，与埋于前腹皮下的脉冲发生装置
相连。LES-EST 的频率为 20Hz，脉冲宽度为 25μs，电流
为 3 ~ 8mA，刺激时长为 30 分钟，每日 6 ~ 12 次。在
末次随访时，患者的中位 HRQL 评分较基线水平明显下降
（$P < 0.001$），中位 AET% 从 10% 降至 4%，71% 的患者
AET% 恢复正常或下降 50% 以上。76% 的患者可完全脱离
PPI 的治疗。

电刺激可能干扰传入神经系统，减轻胃灼热症状的产
生。更重要的是，缓慢电刺激有利于改善括约肌的收缩功
能，这一作用即使在刺激消除后仍可长期存在。但 LES-
EST 对酸袋、一过性食管下括约肌松弛是否具有作用，及
其安全性的评估，有待进一步研究。

61. 胃食管反流病诊治的结语及展望

由于饮食结构的调整，工作、生活压力的增加，胃食
管反流病与功能性胃肠病的发病率在中国呈上升趋势，逐

渐成为沉重的经济负担。随着研究的开展，对胃食管反流病病理生理学认知也逐渐深入。目前认为，胃食管反流病是一个多因素共同作用的疾病。虽然 PPI 的应用可以改善胃食管反流病患者的症状，但如何管理 PPI 治疗无效的患者仍是巨大的挑战。有必要寻找其他药物或微创治疗方法以减少反流。总之，我们对于胃食管反流病的认识较以往有了很大的进步，而这必将促使更有效的治疗方法的出现。

参考文献

1. Katz PO，Gerson LB，Vela MF.Guidelines for the diagnosis and management of gastroesophageal reflux disease.Am J Gastroenterol，2013，108（3）：308-328; quiz 329.

2. Boeckxstaens G，El-Serag HB，Smout AJ，et al.Symptomatic reflux disease：the present，the past and the future.Gut，2014，63（7）：1185-1193.

3. Thrift AP，Kramer JR，Qureshi Z，et al.Age at onset of GERD symptoms predicts risk of Barrett's esophagus.Am J Gastroenterol，2013，108（6）：915-922.

4. Rubenstein JH，Inadomi JM，Scheiman J，et al.Association between Helicobacter pylori and Barrett's esophagus，erosive esophagitis，and gastroesophageal reflux symptoms.Clin Gastroenterol Hepatol，2014，12（2）：239-345.

5. Singh S, Garg SK, Singh PP, et al.Acid-suppressive medications and risk of oesophageal adenocarcinoma in patients with Barrett's oesophagus : a systematic review and meta-analysis.Gut, 2014, 63 (8): 1229-1237.

6. Yerian L, Fiocca R, Mastracci L, et al.Refinement and reproducibility of histologic criteria for the assessment of microscopic lesions in patients with gastroesophageal reflux disease : the Esohisto Project.Dig Dis Sci, 2011, 56 (9): 2656-2665.

7. 中华医学会消化病学分会.2014 年中国胃食管反流病专家共识意见. 中华消化杂志, 2014, 34 (10): 649-661.

8. Gyawali CP.High resolution manometry : the Ray Clouse legacy. Neurogastroenterol Motil, 2012, 24 Suppl 1 : 2-4.

9. Kahrilas PJ.Esophageal motor disorders in terms of high-resolution esophageal pressure topography: what has changed?Am J Gastroenterol, 2010, 105 (5): 981-987.

10. Khajanchee YS, Cassera MA, Swanström LL, et al.Diagnosis of Type-I hiatal hernia : a comparison of high-resolution manometry and endoscopy.Dis Esophagus, 2013, 26 (1): 1-6.

11. Mello M, Gyawali CP.Esophageal manometry in gastroesophageal reflux disease.Gastroenterol Clin North Am, 2014, 43 (1): 69-87.

12. Nicodème F, Pipa-Muniz M, Khanna K, et al.Quantifying esophagogastric junction contractility with a novel HRM topographic metric, the EGJ-Contractile Integral : normative values and preliminary evaluation in PPI non-responders.Neurogastroenterol Motil, 2014, 26 (3): 353-360.

13. Gor P, Li Y, Munigala S, et al.Interrogation of esophagogastric junction barrier function using the esophagogastric junction contractile integral：an observational cohort study.Dis Esophagus, 2015. [Epub ahead of print]

14. Tolone S, De Bortoli N, Marabotto E, et al.Esophagogastric junction contractility for clinical assessment in patients with GERD：a real added value?Neurogastroenterol Motil, 2015, 27（10）：1423-1431.

15. 姚东英，胡晔东，奚慧敏，等.酸袋与胃食管反流病酸反流的关系.中华消化杂志，2014，34（4）：244-246.

16. Rohof WO, Bennink RJ, Smout AJ, et al.An alginate-antacid formulation localizes to the acid pocket to reduce acid reflux in patients with gastroesophageal reflux disease.Clin Gastroenterol Hepatol, 2013, 11（12）：1585-1591; quiz e90.

17. Sweis R, Kaufman E, Anggiansah A, et al.Post-prandial reflux suppression by a raft-forming alginate（Gaviscon Advance）compared to a simple antacid documented by magnetic resonance imaging and pH-impedance monitoring：mechanistic assessment in healthy volunteers and randomised, controlled, double-blind study in reflux patients.Aliment Pharmacol Ther, 2013, 37（11）：1093-1102.

18. Ganz RA, Peters JH, Horgan S, et al.Esophageal sphincter device for gastroesophageal reflux disease.N Engl J Med, 2013, 368（8）：719-727.

19. Noar M, Squires P, Noar E, et al.Long-term maintenance effect of radiofrequency energy delivery for refractory GERD：a decade later.Surg

Endosc，2014，28（8）：2323-2333.

20. Hunter JG，Kahrilas PJ，Bell RC，et al.Efficacy of transoral fundoplication vs omeprazole for treatment of regurgitation in a randomized controlled trial.Gastroenterology，2015，148（2）：324-333.e5.

21. Rodríguez L，Rodriguez P，Gómez B，et al.Two-year results of intermittent electrical stimulation of the lower esophageal sphincter treatment of gastroesophageal reflux disease.Surgery,2015,157(3):556-567.

（谢晨曦　黄庆文　整理）

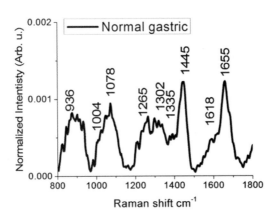

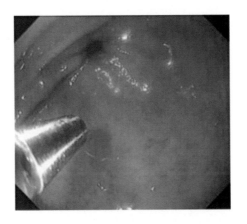

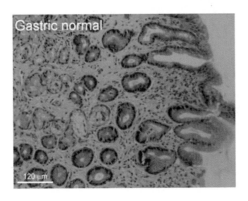

彩插 1　正常胃黏膜拉曼内镜光谱

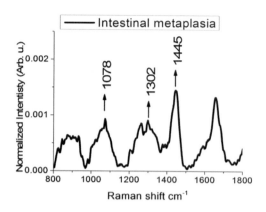

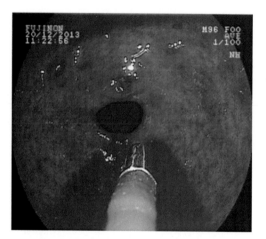

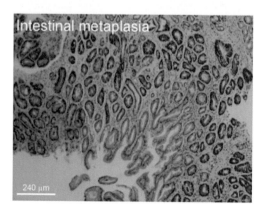

彩插 2　肠上皮化生拉曼光谱

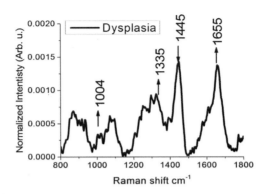

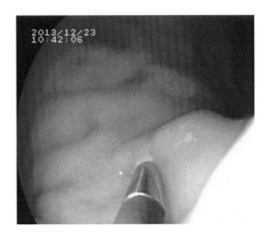

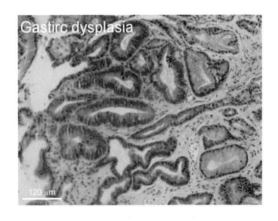

彩插 3　胃异型性增生拉曼光谱

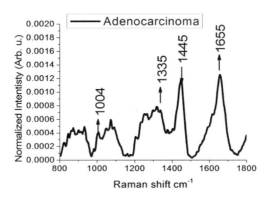

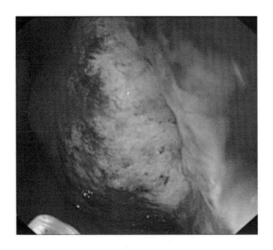

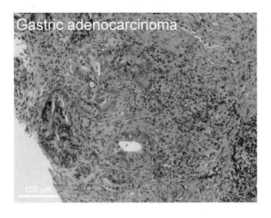

彩插 4　胃腺癌拉曼光谱